みんなの医療統計
多変量解析編

10日間で基礎理論とEZRを完全マスター！

著
新谷 歩
Ayumi SHINTANI

講談社

■注意
- 本書に記載した URL，バージョン等は予告なく変更されることがあります。
- R および EZR は「完全に無保証」のソフトウェアです。R および EZR での統計解析を実行した結果につきましては，弊社および著者は一切の責任を負いません。
- 本書におきまして，EZR の動作確認は【EZR version 1.35】で行っております。バージョンアップにより，本書記載の手順・操作に不足が生じる可能性があります。予めご了承ください。
- 本書に使用する Dataset は下記の URL よりダウンロードできます。
  http://www.kspub.co.jp/book/detail/1563216.html

はじめに

　本書は，平成28年に発行した『みんなの医療統計』の続編として特に多変量回帰分析に着目して執筆しました。統計が初めての方でも学習できる身近な医療統計のテキストとして，アメリカ・ヴァンダービルト大学の専門医研修の一環である臨床研究修士コース（Master of Science in Clinical Investigation）で私が医師などの医療従事者向けに考案したテキストに沿って書きました。

　20年のアメリカ生活の後，日本に帰国してはや3年が経ちました。その間，日本の医学研究に関わる多くの問題を目にしました。企業とアカデミアのCOI（利益相反）にまつわる問題は臨床研究の現場で後を絶たず，基礎研究の分野でも研究不正が取り沙汰されています。これら多くの問題はおそらく，日本の医学部において医療統計そして臨床研究のノウハウを学ぶ機会がいまだ十分でない現状にその原因があると感じています。

　解析を誤ると，血のにじむような努力で行った研究の成果に対して想定した結果が得られなくなります。研究計画の立案の仕方も教えられず，データの解析の方法も教えられず，気軽に質問できる統計専門家も周りにいないなか，暗中模索を繰り返し，結果を出さなければならないというプレッシャーの中で，楽しいはずの研究がいつの間にか苦痛に変わってしまったという研究者の現状を多く目にしてきました。

　正しいデータ解析を行えば，より"ベッドサイドの直観"に沿った結果が出るようになります。よく，「迷信ではなくエビデンスに基づいた医療」というスローガンを目にしますが，迷信といえば聞こえは悪いですが，それはまさしくベッドサイドの直観です。ベッドサイドの直観と研究結果（エビデンス）が違うとき，どっちを信じたらよいのでしょうか。ベッドサイドの直観とは，医療者が自らまた先人から得た膨大なデータを，多次元の複雑な思考回路を用いたハイレベルの解析で，研究者が頭の中ではじき出した解析結果です。

　それに対してデータを用いて行った解析はどうでしょうか？　研

究者の頭の中の複雑なアルゴリズムと統計解析で用いられる手法が一致しなければ結果が同じにはなりません．例えば，ある手術をした人としなかった人で死亡率を比べるとき，手術をした人の死亡率が高いという結果になったとします．その場合，手術自体が悪いのでしょうか？　そうではなく，具合の悪そうな人から先に手術をしたので，手術をした人は元々リスクが高かったせいかもしれません．

　また，A地区の病院とB地区の病院で急性心筋梗塞後の死亡率を比べたところ，A地区の病院の方が術後成績が悪いという結果であった場合を考えてみましょう．このとき，A地区の病院は責められるべきでしょうか？　A地区の病院は大学病院だったのでより重症な患者さんを診ていたとしたらどうでしょうか．2つの病院の患者さんのリスクの違いを考慮せずに解析が行われていたとしたら，正しい比較はなされたといえるでしょうか．

　解析手法を誤ると結果は大きく変わります．このような比較群のリスクの違いを考慮して解析を行うときに役に立つのが多変量解析です．

　本書は，難解と思われがちな多変量解析を無料統計ソフトのEZRを使って，ダウンロードしたデータを用いてすべての解析を読者自身が行えるように設計されています． この本が日本の医学研究を支える多くの方々に役立てていただければ心より嬉しく思います．

　本書の執筆にあたり，講談社サイエンティフィクの三浦洋一郎さん，再びお世話になりありがとうございました．大阪市立大学大学院医療統計学講座の山本紘司先生，高橋佳苗先生，石原拓磨先生，加葉田大志朗先生，修士学生の郷洋文さん，細部にわたるチェックと大変有益なコメントをありがとうございました．秘書の石橋恵子さん，素敵なイラストを感謝します．最強のチームです！　そして，日本中の多くの読者の方々から本書をより良いものにするためのご意見や励ましのお言葉をいただきました．本当にありがとうございます．最後に，いつも最高の笑顔で支えてくれる二人の最愛の娘と夫に心から感謝します．

平成29年4月

新谷　歩

CONTENTS

はじめに iii

EZRをインストールしよう 1
EZRのインストール 1つ目の方法 1
EZRのインストール 2つ目の方法 3
データセットを読み込む 8
R Console上で解析を行う 10

1日目 多変量回帰モデルって？ 11
リアルワールドは多変量だらけ！ 11
単変量解析と多変量解析の違い 12
多変量回帰モデルをマスターするには，まずはデータを取ってみよう！
 14
単変量の解析：それぞれのダイエット法を別々に調べる 15
行ったダイエットの数をポイント（スコア）制にして効果を比べる 17
体重とダイエットスコアの関連を相関図で調べる 18
体重とダイエットスコアの関連を線形回帰モデルで調べる 19
多変量回帰モデルを用いて，ダイエット法の効果に重みをつける 21

2日目 いつ，なぜ，多変量回帰モデルを使うのか 25
ランダム化のない研究で起こる比較群間の背景のずれ 25
多変量回帰モデルを使って比較群の背景のずれを調整する 27
背景のずれを無視して比べるt検定を行う 28
年齢のずれを調整しながら薬剤の効果を調べる 30
分散分析を線形回帰で行う 38
ピアソンの相関検定と回帰モデルの関係を調べる 41
体重と血漿量の関連をグラフ（散布図）で表す 41
ピアソンの相関検定を行う 43
線形回帰を行う 43
正規分布に従わない連続変数のアウトカムの回帰モデル 45
2値変数のアウトカムの回帰モデル 46

対応のある（くり返し計測する）アウトカムの回帰モデル 46

3日目　多変量回帰モデルで扱う説明変数の使い方 47

　　　多変量回帰モデルに登場する変数の種類 48
　　　回帰モデルはアウトカムの種類によってモデルの種類が変わる 49
　　　タイタニック号のデータ解析 50
　　　データセットを性別で分割する 51
　　　①説明変数が2値変数の場合の注意点 52
　　　年齢を40歳未満，40歳以上の2群に分ける 53
　　　40歳未満と40歳以上で支払った平均運賃に差があるか調べる 53
　　　②説明変数が連続変数の場合の注意点 56
　　　データセット内の変数の種類を調べる 57
　　　数値として認識された変数を説明変数として用いる 58
　　　散布図を作成する 60
　　　年齢を10歳ごとに分けた変数を作成する 61
　　　10歳ごとに分けた年齢と平均運賃の関連を見るグラフを作成する 63
　　　数値として認識された連続変数を説明変数として使用する場合の
　　　　落とし穴 64
　　　非線形な効果を解析する 67
　　　カテゴリー変数の年齢を使って線形回帰モデルで解析する 67
　　　③説明変数が3値以上の順位変数の場合の注意点：トレンドテスト 69
　　　各等級の運賃の平均をプロットする 70
　　　運賃と等級の関連を，等級を連続変数として線形回帰モデルで
　　　　調べる 71
　　　線形な関連性を前提としない解析 72
　　　④説明変数が順位のないカテゴリー変数の場合の注意点：
　　　　等級を連続変数からカテゴリー変数に変換する 73
　　　トレンド検定 75

4日目　線形回帰モデルの仮定をチェックする 77

　　　①データの独立性 77
　　　②残差の正規性 80
　　　線形回帰モデルの残差の正規性を確認する 81
　　　残差の正規性を得るためのアウトカムの変換 85
　　　残差が歪んでいる場合に，線形回帰モデルに用いるアウトカムを
　　　　対数変換する 85
　　　対数変換したアウトカムで線形回帰をやり直す 86

対数（常用対数）変換する 89
　　対数（常用対数）変換したアウトカムを用いて線形回帰を行う 90
　　対数変換したアウトカムを用いた線形回帰モデルの解析結果の
　　　説明 91
　　残差の正規性を得るためのアウトカムの変換の種類 92
　　アウトカムの立方根を計算した変数を作成する 94
　　アウトカムの立方根を用いて線形回帰を行う 95
　　各疾病に費やされた研究費と生命年の関連を調べる 97
　　①アウトカムを変換しないで線形回帰を行う 98
　　②アウトカムを対数変換して線形回帰を行う 99
　　説明変数を対数変換した変数を作成する 103
　　③対数変換したアウトカムと説明変数で線形回帰を行う 104
　　ピアソンの相関検定を行う 105
　　スピアマンの相関検定を行う 106

5日目　多変量回帰モデルにおける交絡の調整とインターアクション解析のメカニズム 108

　　背景のずれで起こる交絡 108
　　多変量回帰モデルを用いた交絡調整のメカニズム 111
　　交絡が起こる条件 114
　　交絡を防ぐ2つの方法 115
　　飲酒と肺がんマーカーの関連を，喫煙を無視して
　　　線形回帰モデルで調べる 117
　　飲酒と肺がんマーカーの関連を，喫煙を調整して調べる 119
　　患者さんによって薬の効果が変わる？　インターアクションの解析 123
　　喫煙状態で別々に見た飲酒と肺がんマーカーの関連が変わる場合
　　　（インターアクションの解析）.. 125
　　飲酒と肺がんの関連が喫煙の有無で変わるインターアクションの
　　　解析を線形回帰モデルを用いて行う 126
　　非喫煙者のみのデータを用いて飲酒と肺がんマーカーの関連性を
　　　調べるサブグループ解析 129
　　喫煙者のみのデータを用いて飲酒と肺がんマーカーの関連性を
　　　調べるサブグループ解析 131

6日目　実験室の多変量解析 133

　　事前計画のない一元配置の分散分析 133
　　見すぎによる出すぎ：多重性によるP値の補正：Bonferroni法 136

一元配置の分散分析を行う ... 136
なぜP値は6倍されてしまったのか？　見すぎのペナルティー ... 139
事前計画された解析：サブグループ解析 ... 140
特定遺伝子のないマウスだけを使って線形回帰分析を行い，
　薬の効果を調べる ... 142
特定遺伝子ありのマウスだけを使って線形回帰分析を行い，
　薬の効果を調べる ... 143
事前計画された解析：二元配置の分散分析 ... 145
遺伝子あり・なし（Type）と薬あり・なし（Drug）を
　かけ算した項を作る ... 146
二元配置の分散分析を行い，薬の効果が遺伝子あり群と遺伝子なし群で
　違うかどうかを調べる ... 148
インターアクションの項の意味 ... 148
かけ算の項を事前に作らずに線形回帰モデルを用いて
　インターアクションの解析を行う ... 152
かけ算の項のない二元配置の分散分析：
　背景の違いを考慮したデータの張り合わせ ... 153
特定遺伝子あり・なしを無視して，薬あり・なし群でアウトカムの
　平均値を比べるt検定を行う ... 154
前ページのt検定を線形回帰で行う ... 155
特定遺伝子あり・なしで調べた薬の効果を張り合わせるため，
　かけ算の項を省いて二元配置の分散分析を行う ... 157

7日目　オッズ比とロジスティック回帰 ... 160

リスク比とオッズ比 ... 160
オッズ比を計算してみよう ... 165
分割表を作成して死亡と新薬あり・なしの関連を調べる ... 166
ロジスティック回帰モデルを用いてオッズ比を計算する ... 167
薬剤あり・なし群の間で患者背景を調べる ... 169
ロジスティック回帰モデルを用いて背景のずれを調整した
　オッズ比を計算する ... 170
タイタニック号の乗客の死亡オッズと年齢の関係を調べる：
　説明変数が連続変数の場合の解析 ... 171
年齢を10歳ごとのグループに分けた変数を作成する ... 172
カテゴリー変数の年齢と死亡オッズの関連を調べる ... 173
連続変数の年齢と死亡オッズの関連を調べる ... 176
連続変数をカテゴリー化するかしないか，どっち？ ... 177
連続変数の年齢と死亡オッズの関連を調べる ... 178

ロジスティック回帰モデルでリスクを計算する 180
ロジスティック回帰モデルの数式 181

8日目 ロジスティック回帰における交絡と インターアクション 183

オッズ比にバイアスをかける第3の因子 183
交絡の影響：タイタニックの歴史が変わる?! 184
客室の等級ごとに年齢と死亡の関連を調べる 185
ロジスティック回帰モデルを用いた交絡の調整 186
等級を調整して年齢と死亡の関連を調べる 187
身の回りに起こる交絡〜ヤンキースの若きヒーローの苦悩 189
カリフォルニア大学女性差別訴訟 190
オッズ比とサブグループ解析 192
頻度データを使ったロジスティック回帰モデル 194
頻度データを用いて飲酒と肺がんの関連を調べるオッズ比を
　計算する 195
オッズ比の交絡の調整〜頻度データを用いて飲酒と肺がんの関連を
　調べるオッズ比を，喫煙を調整して計算する 197
調整されたオッズ比とサブグループ解析の関係 198
オッズ比とインターアクション 199
ロジスティック回帰モデルを用いたサブグループ解析：非喫煙者のみ
　で飲酒と肺がんの関連を調べるオッズ比を計算する 201
ロジスティック回帰モデルを用いて喫煙者のみで
　飲酒と肺がんの関連を調べるオッズ比を計算する 202
ロジスティック回帰モデルを用いたインターアクションの解析 203
ロジスティック回帰モデルを用いてインターアクションの項を
　削除して飲酒と肺がんの関連を調べる 205

9日目 ケーススタディ： さあ，モデルを組み立ててみよう！ 207

回帰モデルに入れられる説明変数の個数 208
アウトカムの種類と検出力 209
2群のアウトカムの割合を比べる研究で必要な症例数を計算する 211
パラメータの数え方 213
関連の強いものは同時にモデルに入れてはならない（共線性の問題） 215
データを見てモデルに入れる説明変数を決めてはならない 215

なぜデータを見てモデルに入れる説明変数を決めてはいけないのか
.... 219
モデルに入れる説明変数をデータを見ずに決める 221
共線性をVIFで調べる 223
変数の一覧をチェックする 224
連続変数をカテゴリー変数（因子）に変換する 225
線形回帰モデルを用いた解析を行う 225
線形回帰モデルの残差の正規性の確認 227
欠損データによるデータの損失 229

10日目 傾向スコアの意味と使い方 231

調整前のカプランマイヤー図による生存率解析 232
カプランマイヤー図で生存率を比べる 233
コックスの比例ハザード回帰を用いて交絡の調整なしで
　生存率を比べる 234
背景表を自動で作成する 236
コックスの比例ハザード回帰を用いて交絡の調整をしながら
　生存率を比べる 237
傾向スコアマッチングによる背景の調整 239
ロジスティック回帰モデルを用いて傾向スコアを作成する 240
計算した傾向スコアをデータセットに貼り付ける 242
マッチングのコンセプト 245
傾向スコアで右心カテーテル検査あり群となし群を
　マッチングする 247
マッチされたデータを用いて背景を比較する 248
マッチ後の最終解析 250
マッチさせたデータを用いて右心カテーテル検査の効果を調べる 252
傾向スコアマッチングの欠点 253
傾向スコアとデータの欠損 256
欠損データを多重補完しながら傾向スコアマッチングによる
　解析を行う（Rのプログラム）.. 257

索引 260

EZRを
インストールしよう

　医学分野でよく用いられる4つの統計ソフトに，SAS，STATA，SPSS，Rがあります。私が愛用している「R」は世界中の数多くのサポーターにより提供されている無料統計ソフトですが，Rの弱点は，プログラム言語をマスターし，自らプログラムを書かなければならないという点です。本書では，無料ソフトのRを母体にして，画面をクリックするだけで解析できる機能を搭載したRのパッケージの1つである「Rコマンダー」をベースに開発された「EZR」を使って実践的なデータ解析手法を紹介しています。EZRは，自治医科大学血液科教授の神田善伸先生が，医療統計で頻繁に用いられる統計解析をまとめ，非常にユーザーフレンドリーなインターフェイスとして開発してくださった統計解析ソフトです。

　EZRのインストールには以下の2つの方法があります。

---

① 自治医大附属さいたま医療センターのホームページから1クリックでインストール
② RのウェブサイトからR本体をインストールし，EZRをセットアップ

EZRのインストール　1つ目の方法：自治医大附属さいたま医療センターのホームページから1クリックでインストール

① インターネットで「EZR」で検索し，自治医科大学附属さいたま医療センター・EZRダウンロードのウェブサイト（次図）へ行く

② 使用しているOSに合わせてダウンロードをクリック

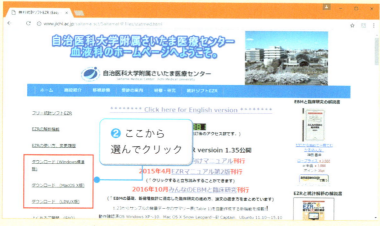

(http://www.jichi.ac.jp/saitama-sct/SaitamaHP.files/statmed.html)

③ 「EZRsetup.exe」をダウンロード

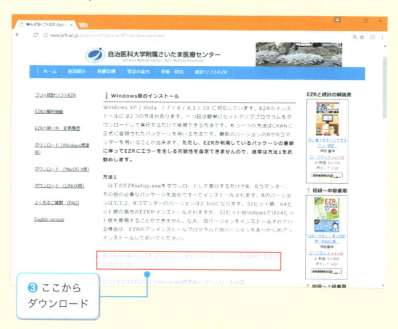

EZRのインストール　2つ目の方法：RのウェブサイトからR本体をインストールし，EZRをセットアップする

① Rの Official Site（https://www.r-project.org/）へ行く
② 左にある「CRAN」をクリックし「CRAN Mirrors」へ行く

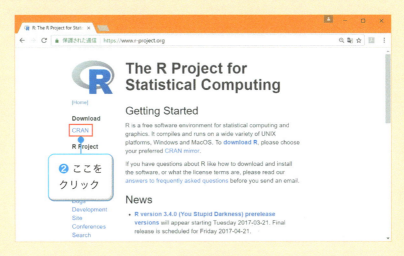

③ 0-Cloud　https://cloud.r-project.org/　をクリック

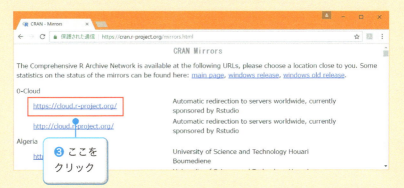

④ 「Download R for Windows / Linux / Mac」（使用している OS を選択）をクリック

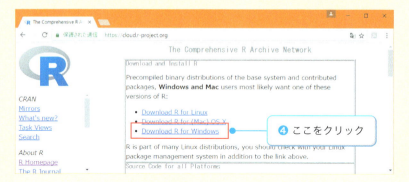

⑤ 「install R for the first time」をクリック

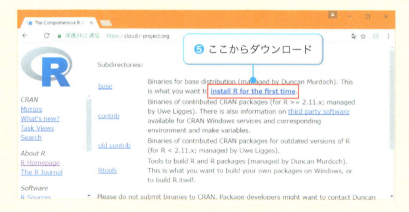

⑥ 「Download R 3.3.3 for Windows」をクリック

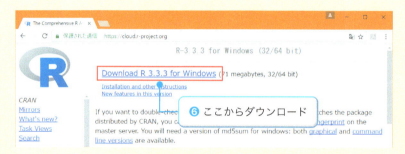

⑦　PC のスタートメニューから EZR を選択，スタートさせる

⑧〜⑪　R を起動して EZR をダウンロードする

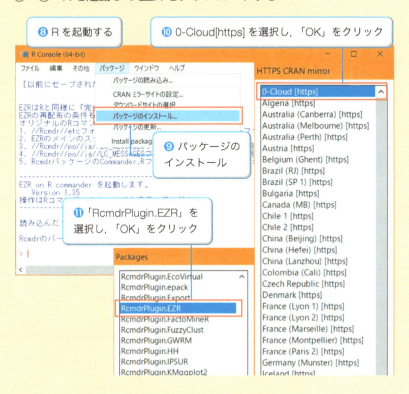

⑫　「はい」をクリック

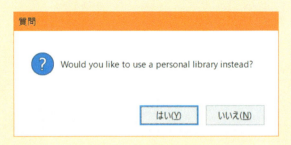

⑬ EZR をロードする

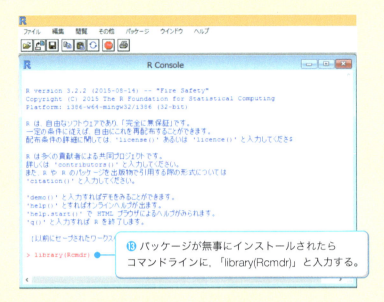

⑭⑮ EZR を起動する

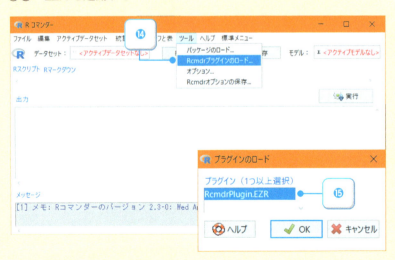

⑯　EZR インストール完了！

　EZR を起動すると，①R Console，②R コマンダーの 2 つの画面が出てきます。EZR を使った解析はすべて「R コマンダー」で実行します。

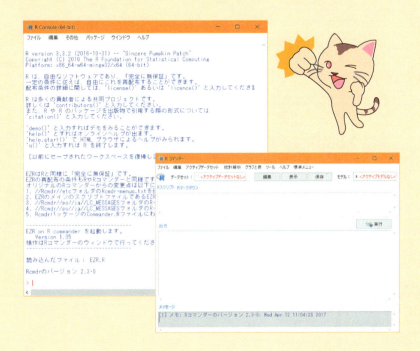

　EZR がインストールされたら，データセットを読み込んでみましょう。

データセットを読み込む

それではここで，例として 2 型の糖尿病のランダム化臨床試験のデータ，【DMRCT180】を EZR に読み込んでみましょう。

データは以下の URL よりダウンロードしてください。

http://www.kspub.co.jp/book/detail/1563216.html

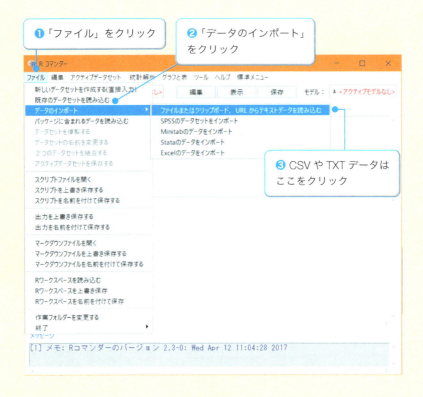

以上の R コマンダー上でのプロセスは，今後，本書では以下のように示します。

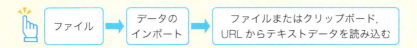

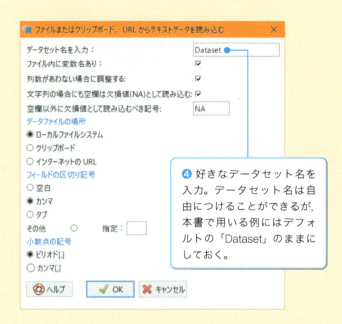

❹ 好きなデータセット名を入力。データセット名は自由につけることができるが，本書で用いる例にはデフォルトの「Dataset」のままにしておく。

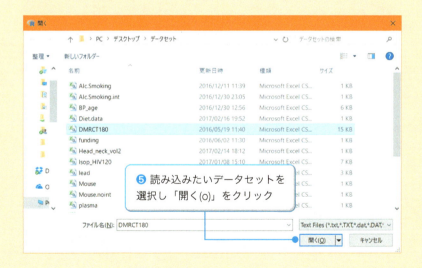

❺ 読み込みたいデータセットを選択し「開く(o)」をクリック

EZRをインストールしよう　9

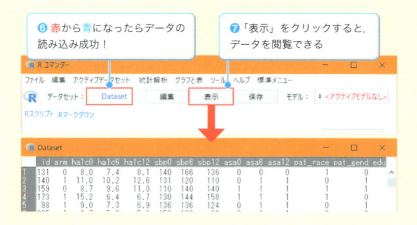

R Console 上で解析を行う

本書では，EZR では解析できない計算に限って「R Console」を用いる箇所が出てきます（p.257 など）。その時は① R Console の画面の中の「>」の右のスペースに R のコードをタイプした後，ハイライトして「Enter」を押せば計算ができます。

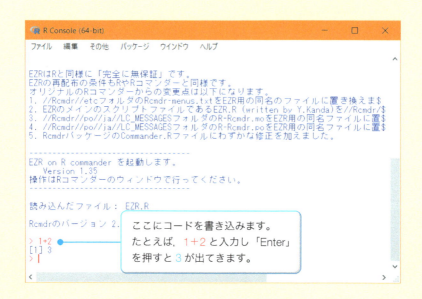

1日目

多変量回帰モデルって？

🔑 **本章のキーワード** 🔑

- 回帰係数
- 線形回帰モデル
- 多変量解析
- 効果に重みをつける

┊┊┊┊ リアルワールドは多変量だらけ！

　タカシさんとヒロシさんはともに70歳です。タカシさんは健康にとても気をつけていて，血圧・血糖値ともに正常，喫煙はなし。毎日のウォーキングを習慣づけていて，食事も好き嫌いなく野菜やたんぱく質をしっかり食べて毎日楽しく暮らしています。一方，ヒロシさんは若いころからの腰痛もちなので運動もしない，好き嫌いが多く，おまけに甘いもの好き。そのせいで血圧・血糖値ともに高めで，いつも

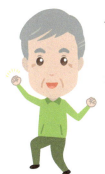

タカシさん（70歳）
- 血圧正常　・運動あり
- 血糖値正常　・好き嫌いなし
- 喫煙なし

コレステロール　250

ヒロシさん（70歳）
- 血圧高め　・運動なし
- 血糖値高め　・好き嫌い多い
- 喫煙あり

コレステロール　250

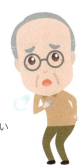

イライラしています。

　タカシさんとヒロシさんは健康や生活状況はかなり違いますが，なんと総コレステロール値だけは同じなのでした。2人の総コレステロール値はともに 250 です。この 2 人には抗コレステロール薬を処方する必要があるでしょうか？

　答えは明白ですね。「タカシさんはコレステロール値が高めだけど健康的な生活をしているので，今のところは大丈夫でしょう。経過観察をしましょう」と主治医は判断したのでした。ヒロシさんの主治医は「コレステロール値はボーダーラインだけど，血圧も血糖値も高め，喫煙もやめられないし，腰痛のため運動も期待できない。生活習慣の改善も望めないので，コレステロールを下げるお薬を出しましょう」という判断だったのでした。

単変量解析と多変量解析の違い

　人の健康には運動や食生活などの生活習慣，体質や病気の既往などさまざまな要素が絡んできます。診療の現場ではこうしたさまざまな情報を基に，治療する・しないなどの判断が下されています。**生活習慣や健康状態など患者さんのコレステロール値以外のデータをまったく無視して，コレステロール値だけを考慮するような解析を単変量解析といいます。スチューデントのt検定（以下，t検定と書きます）やカイ 2 乗検定などは単変量解析ですが**，人を対象にしたリアルワールドのデータを解析するには，たった 1 つだけのデータを使った単変量解析はナンセンスです。

　一方，コレステロール値に加えて「血圧」や「血糖値」や「喫煙」など，**複数の情報を考慮する解析することを多変量解析といいます**（注：重回帰分析（モデル）とよばれることが多いですが，ここでは単（変

量）回帰との違いを明確にするため，このようによびます）。

　前作の『みんなの医療統計』では多くの単変量解析を紹介しました。**単変量解析とは**「治療ありなしで死亡率を比べる」，「年齢が上がるとコレステロール値が増加する」というように「**1つのアウトカムに対して関連因子が1つ」という解析**を指します。これに対して**多変量解析とは**「**1つのアウトカムに対して複数の関連因子を使って解析する**」ことをいいます。

　多変量解析とは，次の図のようにタカシさんとヒロシさんの心臓病関連のリスクを，コレステロールも含めて生活習慣などいろいろな要因で表す「積み木」のようなものと考えてください。

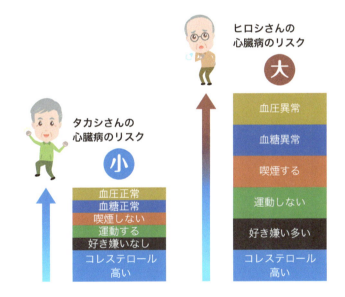

　タカシさんとヒロシさんのコレステロール値は同じでも，心臓病のリスクはヒロシさんの方がはるかに高いのがわかりますね。

多変量回帰モデルをマスターするには，まずはデータを取ってみよう！

けい子さん

いろいろなダイエット法の効果を試したいのですが，データをどうやって取っていったらよいですか？

毎日何をやって体重がどうなったか，しっかりデータに取っていきましょう。

先生

けい子さんは4つのダイエット法に注目して11人の女性に協力してもらい，データを取ることにしました。

① 水をたくさん飲む（Water）　② 1時間のウォーキング（Walking）
③ カロリー制限（Cal）　　　　④ ココナッツオイルの摂取（Oil）

それぞれについて，行っている人には数字の1を，行っていない人には数字の0を入れ，体重もきちんと記録しておくことにしました。

ID	Water	Walking	Cal	Oil	Weight
1	1	0	1	0	52
2	0	1	1	0	55
3	1	1	0	1	50
4	0	1	1	1	48
5	0	1	1	0	53
6	0	0	0	1	65
7	1	0	1	1	58
8	1	0	1	1	52
9	0	1	1	0	59
10	1	1	0	1	53
11	1	0	0	0	56

単変量の解析：それぞれのダイエット法を別々に調べる

使用するデータセット Diet.data

それでは，さっそく EZR の t 検定を用いて，ウォーキングをした人としなかった人の体重の平均を比べてみましょう。

まずは，EZR を立ち上げ，p.8 の手順で上記のデータセット「Diet.data」を取り込んでください。取り込んだら，以下のように「統計解析」→「連続変数の解析」→「2 群間の平均値の比較（t 検定）」とクリックしてください。

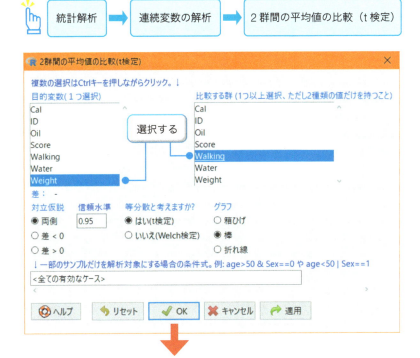

【OKを押した解析結果】

	平均	標準偏差	P値
Walking=0	56.6	5.37	0.23
Walking=1	53.0	3.85	

注：EZRの操作により得られた解析結果はRコマンダー中に出力されます。本書では，解析結果をこのようなベージュの枠で示します。

　以上の結果より，ウォーキングをしている人の平均体重は53キロ，していない人の平均体重は56.6キロでした。t検定ではP値は0.23となり，有意差は出ませんでした。ウォーキングに効果はないのでしょうか？　同じようにして水を多く摂った人と摂らなかった人，カロリー制限した人としない人，ココナッツオイルを摂った人と摂らなかった人でも体重の平均を比べてみました。

	平均体重		平均体重の差（キロ）	
	した人	しなかった人	差	P値
水を多く摂取	53.5	56	2.5	0.41
1時間のウォーキング	53	56.6	3.6	0.23
カロリー制限	53.9	56	2.1	0.5
ココナッツオイルの摂取	54.3	55	0.7	0.83

まなぶ君

水を多く摂った人は2.5キロ，ウォーキングは3.6キロ，カロリー制限は2.1キロ，ココナッツオイルは0.7キロ体重が落ちていますね。ということは全部行うと8.9キロの減量ができるのでしょうか？

それは違います！
それぞれ単独で解析する単変量解析だと，複数のダイエット法を同時に行う影響を考慮していないのでダイエットの効果を正しく解析することはできません。

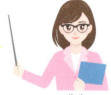
先生

行ったダイエットの数を ポイント（スコア）制にして効果を比べる

それでは，ポイント制（Score）にしてみてはどうでしょうか？　たとえば，それぞれを行うと1点加点する。水を多く摂った人は1点，水を多く摂った人とウォーキングをした人は2点，全部した人は4点といった具合です。

ID	Water	Walking	Cal	Oil	Score	Weight
1	1	0	1	0	2	52
2	0	1	1	0	2	55
3	1	1	0	1	3	50
4	0	1	1	1	3	48
5	0	1	1	0	2	53
6	0	0	0	1	1	65
7	1	0	1	1	3	58
8	1	0	1	1	3	52
9	0	1	1	0	2	59
10	1	1	0	1	3	53
11	1	0	0	0	1	56

　合計ポイントとして計算したダイエットスコアと体重の相関を調べる散布図を描いてみましょう。

体重とダイエットスコアの関連を相関図で調べる

使用するデータセット　Diet.data

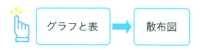

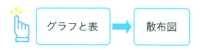

　相関図はY変数（この場合はWeight）を縦に，X変数（この場合はScore）を横の座標軸で示した図です。周辺箱ひげ図はYとXそれぞれの変数の分布を表した図です。また，最小2乗直線は各座標から垂

直に測った距離の総和が最小になる位置に描かれた直線です。

【OK を押すと出てくるグラフ】

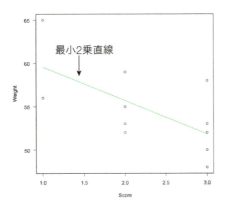

　相関図上の最小 2 乗直線の傾きが大きければ大きいほど相関は強いと解釈できます。相関の解析は線形回帰モデルを用いて行うこともできます。

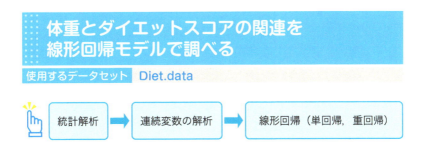

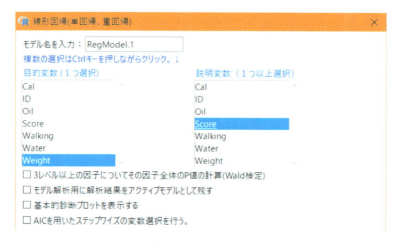

【OKを押した解析結果】

	回帰係数推定値	95%信頼区間下限	95%信頼区間上限	標準誤差	t統計量	P値
(Intercept)	63.4	55.1	71.77	3.7	17.2	3.4e-8
Score	-3.9	-7.4	-0.38	1.5	-2.5	3.3e-2

　解析の結果は，Intercept（切片）とXの変数（ここではScore）の回帰係数推定値を使った式で表すことができます。体重とダイエットのスコアの相関を表す回帰モデルの公式は

$$\text{Weight} = 63.4 - 3.9 \times \text{Score}$$
　　　　↑　　　　　　　　　　↑
予測できる体重　　ここにScoreの値を入れる

$$59.5 = 63.4 - 3.9 \times 1$$
$$55.6 = 63.4 - 3.9 \times 2$$
$$51.7 = 63.4 - 3.9 \times 3$$

となります。Scoreが1の人は平均体重が59.5キロ，Scoreが2の人は55.6キロになります。これを見るとダイエット法を1つ行うと

3.9キロ，2つ行うと7.8キロ体重が減ることがわかりますね。

しかし，はたしてこれは正しくダイエット法の効果を表しているのでしょうか？

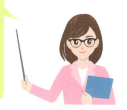

でも，この4つのダイエット法には，効果のあるものとそうでないものがあるはずですね。また効果のあるものでも，カロリー制限の方が水を多く摂ることより効果が大きいといった場合は，それぞれ同じように1点加点するのは，いかがなものでしょうか？

それぞれのダイエット法の効果に応じて，重みづけした点数計算はできますか？

できますよ。それぞれのダイエット法の効果を「重み」として計算してくれるのが多変量回帰モデルです。

多変量回帰モデルを用いて，ダイエット法の効果に重みをつける

使用するデータセット Diet.data

それでは，多変量解析を行ってみましょう！ アウトカムが連続変数の場合は線形回帰モデルを使います。

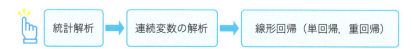

統計解析 → 連続変数の解析 → 線形回帰（単回帰，重回帰）

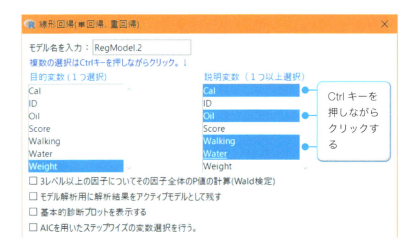

　線形回帰モデルがはじき出した重みは「回帰係数推定値」として出力されています。

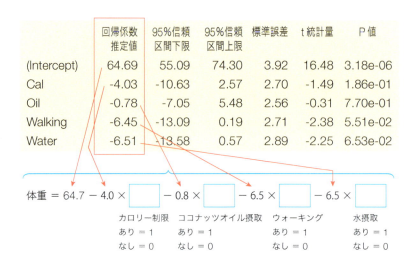

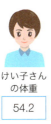

けい子さん
の体重

$54.2 = 64.7 - 4.0 \times \boxed{1} - 0.8 \times \boxed{0} - 6.5 \times \boxed{0} - 6.5 \times \boxed{1}$

　　　　　　　　　カロリー制限　ココナッツオイル摂取　ウォーキング　　水摂取
　　　　　　　　　あり＝1　　　なし＝0　　　　　　　なし＝0　　　　あり＝1

あき子さん
の体重

$50.09 = 64.7 - 4.0 \times \boxed{0} - 0.8 \times \boxed{1} - 6.5 \times \boxed{1} - 6.5 \times \boxed{1}$

　　　　　　　　　カロリー制限　ココナッツオイル摂取　ウォーキング　　水摂取
　　　　　　　　　なし＝0　　　あり＝1　　　　　　　あり＝1　　　　あり＝1

それぞれの回帰係数推定値は，各ダイエットをしたときに想定される体重の変化量です。カロリー制限は 4.0 キロの減少，ココナッツオイルは効果が少なく 0.8 キロの減少，ウォーキングは 6.5 キロの減少，水の摂取は一番効果が高く 6.5 キロの減少でした。つまり，

> **POINT** 回帰係数推定値はそれぞれのダイエット法の効果を重みとして表している

と考えられます。

　回帰モデルがはじき出したこの重みの式を用いると，いろいろなパターンのダイエット法の組み合わせ，たとえばけい子さんは「カロリー制限と水摂取」，あき子さんは「ココナッツオイル，ウォーキング，水摂取」を行った場合の体重を予測することができます。

	回帰係数推定値	95%信頼区間下限	95%信頼区間上限	標準誤差	t統計量	P値
(Intercept)	64.69	55.09	74.30	3.92	16.48	3.18e-06
Cal	-4.03	-10.63	2.57	2.70	-1.49	1.86e-01
Oil	-0.78	-7.05	5.48	2.56	-0.31	7.70e-01
Walking	-6.45	-13.09	0.19	2.71	-2.38	5.51e-02
Water	-6.51	-13.58	0.57	2.89	-2.25	6.53e-02

　ここでP値を見てみると，カロリー制限（Cal）のP値は1.86e-01となっています。これは1.86×10^{-1}という意味です。つまりP値＝0.186です。ウォーキング（Walking）のP値は5.51e-02，つまりP値＝0.0551です。P値が0.05以上であることから，それぞれのダイエット法の効果には統計的有意差は出ていません。

　統計的有意差を調べるときに用いるP値ですが，それぞれの回帰係数推定値がゼロかどうかを検定しています。決して母集団の体重の減少が4.03キロであるかどうかを断定しているのではありません。

　仮に母集団を日本人の20代の女性とします。ランダムに選ばれた20代の女性11人がカロリー制限をすると4.03キロ体重が減少しました。この場合のP値とは，日本の20代の女性**全員**がカロリー制限を行ったときに平均的な体重の減少がゼロの場合（カロリー制限に効果がないとき）に，その母集団からランダムに集めてきた11人の女性で4.03キロ以上の体重減少が観察される確率を表します。このデータではカロリー制限のP値は0.186，つまり18.6%の確率でカロリー制限に減量効果がなくても，たまたま4.03キロ（かそれ以上）の差が出ることがあるという意味になり，母集団での体重減少はゼロでないと言い切ることはできない，つまり「統計的有意差には至らなかった」と結論づけられます。このように複数の項目を用いて1つのアウトカムを解析する場合に一番よく用いられるのが多変量回帰モデルです。本書では多変量回帰モデルについて詳しく学習します。

2日目 いつ,なぜ,多変量回帰モデルを使うのか

本章のキーワード
- 交絡の調整
- t検定
- カイ2乗検定
- ピアソンの相関
- ロジスティック回帰モデル
- くり返しデータの回帰モデル

ランダム化のない研究で起こる比較群間の背景のずれ

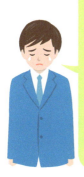

新しく開発された薬を使った100人の患者さんと,使っていない100人の患者さんで,治療1年後の血圧の平均値を比べました。「治療あり群」の血圧の平均値が「治療なし群」よりも10低いことが判明し,t検定で有意差が確認されました。これはすごい!とこの結果を世界的に有名な医学誌に投稿すると,雑誌の査読者から,「あなたの研究結果には信ぴょう性がない」と言われてしまいました…。その理由は,「治療あり群」の年齢が「治療なし群」よりも平均で**8歳も若かったからで,薬によるものではない**と言うんです。

たしかに8歳も年齢が違っていれば,そう言われるのももっともですね。
このように,年齢や性別,病気の重篤度など,比

> 比較群間で患者さんの背景がずれてしまうと，薬の効果などを直接比べることができなくなってしまいます。とくに年齢のように**アウトカムである血圧に影響の大きい背景因子**がずれてくると，血圧の違いが薬の効果によるものか，年齢が 8 歳違ったことによるものかわからなくなってしまいますね。
> このような現象を専門用語で**交絡**とよんでいます。新薬の効果がそれと直接関係のない変数（この場合は年齢）の効果と交ざって絡んでしまって，年齢の違いを無視して解析すると，新薬の効果が間違って出てしまうという意味です。

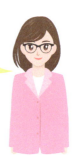

「交絡」は英語で confounding といいます。交絡を引き起こすもの（この場合は年齢）を「交絡因子」とよんでいます。交絡を防ぐためには比較群の背景をそろえればよいわけですが，そのために臨床研究ではいろいろな工夫がされています。

たとえば，患者さんごとにコインを投げて表が出たら「治療あり」，裏が出たら「治療なし」にランダムに割り付ける「ランダム化比較試験（無作為化比較試験ともよびます）」は，製薬企業が薬を開発するときによく用いられる手法です。でもこの試験は，研究に参加する人の半分は受けたい治療が受けられず偽薬（プラセボ）で我慢しなければならなかったり，組み入れ基準などにより参加できる患者さんがかなり限定されたりと，研究参加者を見つけるだけでも至難の業なんです。仮に参加者が見つかったとしても，偽薬に割り付けられた人も実薬に割り付けられた人も**全員が**「研究に参加している！　新薬での治療を受けられている，嬉しい！」と感じる心理的な効果で体の調子がよくなってしまったり，（偽薬をとった人も良くなるので）薬の効果がなかなか出にくいのが難点です。

ですから**診療の現場（リアルワールド）で薬が本当に効いているかどうかを調べるためには，ランダム化の行われていない観察研究のデータも非常に大切**なんです。

多変量回帰モデルを使って比較群の背景のずれを調整する

使用するデータセット **BP_age**

ランダム化が行われないことによって比較群間の違いが起こり，それによって起こる**交絡の調整**に威力を発揮するのが多変量解析です。今日は多変量回帰モデルを使って，背景のずれを統計的に帳消しにする方法をお教えしましょう！

下の図は冒頭のまなぶ君のデータ（200人）です。治療なし群（Treat=0）の血圧（BP）の平均値は140で，治療あり群（Treat=1）の平均125より15高いですが，同時に平均年齢（Age）は治療あり群のほうが8歳若くなりました。

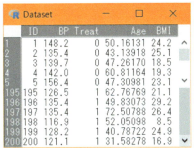

データセット：BP_age

	治療なし群（100人）	治療あり群（100人）
平均年齢	54歳	46歳

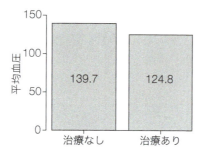

血圧は連続変数なので，まなぶ君が行った最初の解析はt検定です。

背景のずれを無視して比べるt検定を行う

使用するデータセット　BP_age

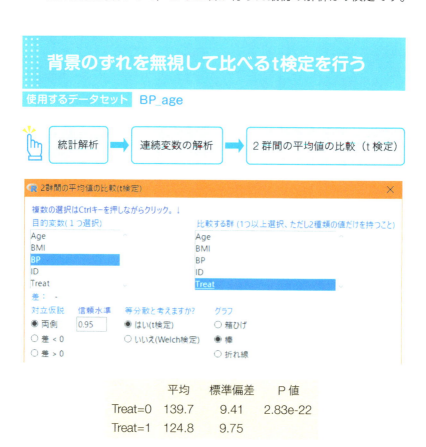

「治療なし群（Treat=0）」の平均血圧は139.7で，「治療あり群（Treat=1）」は124.8でした。この2つの平均値を比べるP値は2.83×10^{-22}と，0.05未満なので，平均血圧について2群間で統計的に有意な差が確認されました。これがまなぶ君が行った解析です（注：EZRではt検定を行うと群間差は出力されませんが，線形回帰だと群間差が計算できます）。

問題はここからです。「治療あり群」の年齢が「治療なし群」に比べて8歳も若かったことから，「治療あり群」の血圧が「治療なし群」より低かったのは治療の効果ではなくて，ただ単に年齢が8歳若かったからだろうと査読者に言われていたのです。一体どんな解析を用いたら，査読者の疑問に答え，観察された治療薬の効果が年齢の違いによるものではないと反論できるのでしょうか。

答えは**「多変量解析」**です。

多変量解析は通常回帰分析を用いて行いますが，回帰分析は介入とコントロール群のような研究対象因子だけでなく，年齢や性別，BMIといった患者さんの情報を**まとめて数学的に考慮する**ことができます。回帰モデルを用いると，年齢のように患者さんの背景がそろわない場合に，データから割り出した背景情報のずれがアウトカムである血圧にどのように影響するかを数値化し，それを数字上帳消しにしたうえで，研究対象因子である治療法の効果を検証できるのです。**これを回帰分析による交絡の調整（statistical adjustment）といいます。**

治療あり群のほうが統計的有意差をもって効果があると書いたのですが，平均で8歳若いので，血圧が低かったのは年齢の違いによるものかもしれないので，信ぴょう性がないといわれました。

比較したい群間の年齢などの背景がずれている場合は多変量解析が便利ですよ。単変量でスチューデントのt検定を行ったのであれば、多変量は線形回帰モデルが使えますね。

調整されない差と調整された差

　すべての単変量解析は多変量解析に拡張できるので，この場合はt検定の多変量回帰の，線形回帰モデルを用いて年齢のずれを調整することが可能です。さあ，それではやってみましょう。

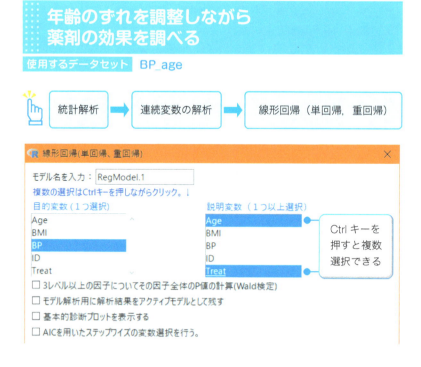

	回帰係数推定値	95%信頼区間下限	95%信頼区間上限	標準誤差	t統計量	P値
(Intercept)	125.4	118.0	132.8	3.76	33.38	5.08e-83
Age	0.27	0.13	0.40	0.067	3.94	1.15e-04
Treat	-12.76	-15.55	-9.96	1.42	-9.00	1.92e-16

　Age（年齢）の回帰係数推定値は 0.27 でした．これは，**年齢が 1 歳上がると血圧が平均して 0.27 上昇する**ことを意味しています．さらに，Treat（治療あり＝ 1，治療なし＝ 0）の回帰係数推定値は -12.76 で，これは**「治療あり群」の平均血圧が「治療なし群」より 12.76 低い**ことを示しています．

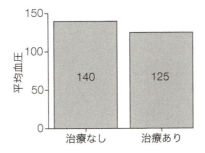

　あれっ，この 12.76 という値は治療あり群の血圧が 125，治療なし群の血圧が 140 でその差の 15 と違いますね．15 と 12.76 の差 2.24 はどこで生まれたのでしょうか…？　ここで，今回は t 検定でなく，**年齢も考慮に入れた線形回帰モデルを使った**ことを思い出しましょう．

　前ページの線形回帰モデルの年齢の回帰係数推定値は 0.27 です．これは年齢が 1 歳増えるごとに血圧は平均で 0.27 増えると解釈できます．また，**「治療あり群」は「治療なし群」より 8 歳若い**ので

$$8 \times 0.27 = 2.16$$

だけ薬の有無に関係なく，年齢の違いに依存して，治療なし群より血圧が下がることがわかります。「治療あり群」は「治療なし群」より平均して血圧が 15 低かったので，**15 下がったうちの 2.16 は年齢の違いに依存しているもので，治療の効果とはまったく関係なく**，この比較はフェアでないことがわかります。ではどうやったらフェアな解析ができるのでしょうか？ 治療ありなしと関係なく下がった 2.16 を 15 から引いてみてはどうでしょうか。2.16 を差し引くと

$$15 - 2.16 = 12.84$$

となります。つまり，**治療によって下がった血圧は 15 ではなく 12.84 なのです**。多変量線形回帰モデルによって，治療あり群となし群の間でフェアな比較が可能となりました！（小数点以下第 3 位四捨五入のため多少のズレが生じます）

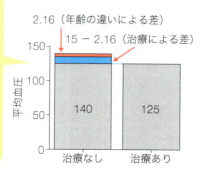

年齢が1歳上がると血圧は0.27上がる。治療あり群は8歳若いのでトータルで 8 × 0.27 = 2.16 だけ年齢の違いに依存して，治療なし群より血圧が下がる。
つまり年齢の違いがなかった場合の平均血圧の差は，元の治療なし群とあり群の平均血圧の差の15から，年齢の違いによる差2.16を引くと得られる。
(15 − 2.16 = 12.84)

	治療なし群（100 人）	治療あり群（100 人）
平均年齢	54 歳	46 歳

このように，研究対象因子以外の患者さんの背景情報などを考慮して治療薬の効果をより正確に解析することを，**回帰分析による背景の**

違い（交絡）の調整とよんでいます。そして，この例でいう 12.84（**年齢の違いを差し引いたうえで計算した治療による差**）を「調整された差（adjusted difference）」とよびます。

えっ，そうなんですか？ スチューデントのt検定で行った解析の背景をそろえるには，線形回帰モデルが使えるんですね。それでは分散分析で解析を行った場合に背景をそろえたいときは，どの回帰モデルが使えますか？

分散分析の場合も，背景調整には線形回帰モデルが使えます。ほとんどの単変量解析にはそれに対応する多変量解析があるので，単変量と多変量の関連を知ることは重要です。

線形回帰モデル，ロジスティック回帰モデル，コックスの比例ハザード回帰モデルなど，多変量回帰モデルには多くの種類があります。**多変量か単変量かはモデルに投入する説明変数の数によって決まります。本書では，説明変数が 1 つの場合を単変量，2 つ以上の場合を多変量と定義します。**説明変数とは，たとえば先ほどの血圧の比較研究の例では「治療あり，なし」を表す変数がこれにあたります。多変量回帰モデルは単変量解析と密にかかわっていて，たとえば，t 検定やカイ 2 乗検定はそれぞれ線形回帰モデルやロジスティック回帰モデルと深い関連があります。それでは，単変量回帰モデルと多変量回帰モデルの関連性を見ていきましょう。

単変量解析と多変量解析は対応している

次の表は，各々の単変量解析に対応する多変量解析を表しています。

単変量解析		対応する多変量解析
正規分布を仮定する	正規分布を仮定しない	
スチューデントのt検定 分散分析（ANOVA） ピアソンの相関係数	マン・ホイットニーのU検定 クラスカル・ワリス検定 スピアマンの相関検定	線形回帰モデル
対応のあるt検定 反復による分散分析	ウィルコクソンの 符号付き順位和	混合効果モデル 一般化推定方程式 （GEE）
カイ2乗検定 フィッシャーの正確検定		ロジスティック 回帰モデル
カプランマイヤー図 ログランク検定		コックスの比例 ハザード回帰モデル

線形回帰モデル：正規分布に従う連続変数のアウトカムの回帰モデル

　たとえば，血圧やコレステロール値など，連続変数のアウトカムを対応のない2つの比較群間で比べるときには**t検定が用いられます**。同様に，連続変数のアウトカムを**3つ以上の対応のない群で比べる場合は分散分析**（ANOVA〔Analysis of Variance〕ともよばれます）が用いられ，血圧と年齢の相関など連続変数どうしの相関を調べるときには**ピアソンの相関検定**が用いられます。これらは単変量解析であり，背景のずれを無視した解析になりますが，**背景のずれを調整するときには線形回帰モデルが用いられます**。

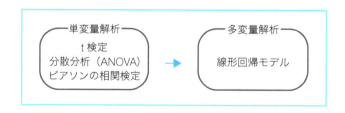

単変量解析と線形回帰モデルの関係

t検定，分散分析，ピアソンの相関検定は，どれも線形回帰モデルの特別な形をとると考えられます。

> **POINT** t検定は，線形回帰モデルで説明変数がグループを表す2値変数（X＝0が治療なし群を表し，X＝1が治療あり群を表すような変数）の場合と同じ

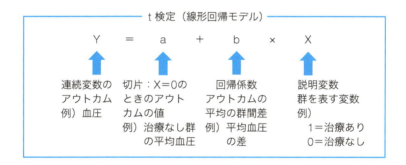

さきほどの血圧の例を使って，t検定と線形回帰を行った結果を比べてみましょう。年齢を説明変数としてモデルに入れない，つまり年齢を解析で無視すると，以下のようになります。

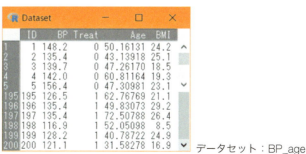

データセット：BP_age

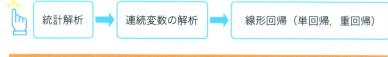

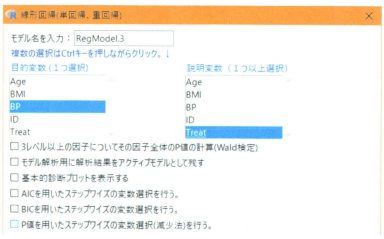

	回帰係数推定値	95%信頼区間下限	95%信頼区間上限	標準誤差	t統計量	P値
(Intercept)	139.74	137.85	141.63	0.96	145.84	1.90e-203
Treat	-14.91	-17.58	-12.23	1.36	-11.00	2.83e-22

t検定を回帰モデルの式で表す

この結果を「アウトカム＝切片＋傾き×説明変数」の形で表すと，以下のようになります。

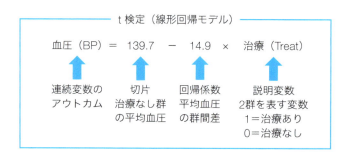

この式を使って，Treat の説明変数に「治療あり」を表す「1」か「治療なし」を表す「0」を代入することによって，「治療あり群」と「治療なし群」の平均血圧が得られます。

治療なし群の平均血圧
　　　血圧（BP）＝ 139.7 − 14.9 × 0 ＝ 139.7
治療あり群の平均血圧
　　　血圧（BP）＝ 139.7 − 14.9 × 1 ＝ 124.8

「切片」の 139.7 は治療なし群の平均血圧で，治療の効果を表す「傾き」（回帰係数推定値，重みともいう）は治療あり群となし群の平均血圧の群間差を示します。図の解析結果の P 値＝ 2.83 × e-22（注：e-22 ＝ 0.1^{22} ＝ 0.0000000000000000000001）は t 検定を行ったときの P 値と等しいことがわかります。より正確にいえば，**線形回帰モデルを使うと EZR で「等分散」を仮定した t 検定を行った解析結果と一致します。**ですから，t 検定を用いた解析で背景のずれを補正するには，p.30 に示したように線形回帰モデルの説明変数として比較したい群を表す変数に加え，背景情報を表す変数を追加すればよいわけです。

分散分析を回帰モデルの式で表す

血圧の平均を，低体重群（Group=1），標準体重群（Group=2），肥満群（Group=3）の 3 グループで比べるような研究で用いられる分散分析は，連続変数のアウトカムの平均を 3 つまたはそれ以上のグループ間で比べるときに使います。分散分析は以下の線形回帰モデルの式で表すことができます。3 日目で詳しく説明しますが，**比較群を表す変数は，線形回帰モデルには必ずカテゴリー変数として入れてください。**

POINT 分散分析は，線形回帰モデルに説明変数として比較したい3つ以上のグループを表すカテゴリー変数を入れた場合に用いる。

―― 分散分析（線形回帰モデル）――

Y ＝ a ＋ b × X

アウトカム　　　　　説明変数
連続変数　　　　　　3群以上を表すカテゴリー変数
　　　　　　　　　　例）1＝BMI20未満，
　　　　　　　　　　　　2＝BMI20から24，
　　　　　　　　　　　　3＝BMI25以上，
　　　　　　　　　　などの3つ以上のグループを表す。

分散分析を線形回帰で行う

使用するデータセット lead

それではEZRを使って分散分析を行ってみましょう。ここでは例として指タッピングスコアで計量化した子供の脳機能を，鉛への暴露の度合いで群別した3群で比較します。

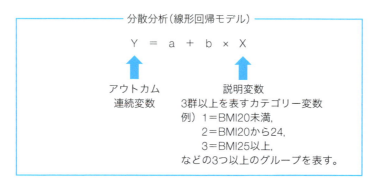

MAXFWT：右手と左手で行った
　　　　　指タッピングスコア
　　　　　の大きい方の値
lead_typ：No Exposure（暴露なし）
　Past Exposure（過去に暴露）
　Current Exposure（現在も暴露）

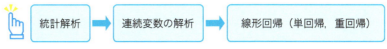

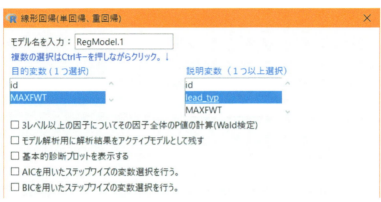

```
Coefficients:
                          Estimate    Std. Error    t value    Pr(>|t|)
(Intercept)                 47.588        2.487     19.137    < 2e-16 ***
lead_typ[T.No Exposure]      7.507        2.802      2.679    0.00875 **
lead_typ[T.Past Exposure]    1.812        3.632      0.499    0.61909

Residual standard error: 10.25 on 92 d
observations deleted due to missingne
Multiple R-squared: 0.09088, Adjusted R-squared: 0.07112
F-statistic: 4.598 on 2 and 92 DF, p-value: 0.01249
```

3群すべての群のアウトカムの平均が同じかどうかを検定

＊上記アウトプットはEZRで解析後，解析結果画面を少し上にスクロールすると見つけられます。

　P値＝ 0.0125 より，「3群の指タッピングスコアの平均値がすべて等しいか」という仮説を棄却しました。つまり，3群のうち少なくとも1つの群で指タッピングスコアの平均値が違うということがわかりました。

> ここに表れていないカテゴリーが対照群となる。結果はすべて対照群との比較を表す。

> ここに 2 行以上で結果が表されているかを確認。結果が 1 行しかない場合は比較群が連続変数として認識されている可能性が大。カテゴリー変数（因子）に変換して解析をやり直す。

	回帰係数推定値	95%信頼区間下限	95%信頼区間上限	標準誤差	t統計量	P値
(Intercept)	47.59	42.65	52.53	2.49	19.14	7.77e-34
lead_typ[T.No Exposure]	7.51	1.94	13.07	2.80	2.68	8.75e-03
lead_typ[T.Past Exposure]	1.81	-5.40	9.03	3.63	0.50	6.19e-01

　回帰係数推定値は，**解析結果に表れていないカテゴリー（この場合は Current Exposure）を対照群として**，それぞれのカテゴリーのアウトカムの平均を比べています。lead_typ[T.No Expoure] に対する回帰係数は，No Exposure 群の 2 群間のアウトカムの平均から Current Exposure 群のアウトカムの平均を引いた差が 7.51 であり，P 値＝0.0087 であるとわかります。同様に，lead_typ[T.Past Expoure] に対する回帰係数は Current Exposure 群と Past Exposure 群の 2 群間のアウトカムの平均の差が 1.81 で P 値＝ 0.619 であるとわかります。多重検定による P 値の補正は，線形回帰モデルでは自動で行うことはできません。

　分散分析も線形回帰モデルで解析できるので，背景のずれを調整する場合は，t 検定の例のように，線形回帰モデルの説明変数に背景因子を加えるだけで簡単に行うことができます。

ピアソンの相関検定と回帰モデルの関係を調べる

使用するデータセット plasma

　ピアソンの相関検定は，**線形回帰モデルで説明変数が１つの連続変数の場合とＰ値が一致します。**以下のデータは，8人の健常者の体重（Weight）と血漿量（Plasma）を表しています。

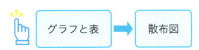

データセット：plasma

体重と血漿量の関連をグラフ（散布図）で表す

使用するデータセット plasma

👆 グラフと表 ➡ 散布図

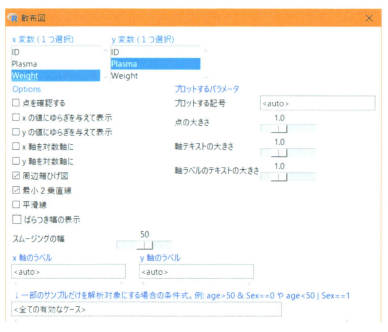

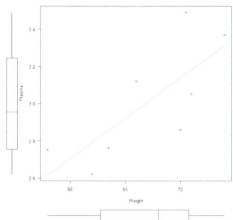

　この散布図上に描いた緑の最小2乗直線の傾きがゼロでないので，体重と血漿量の間には関連があるといえそうです．とくにこの直線は右肩上がりなので体重が増えれば血漿量も増えるという正の相関があ

るようです。そこでこの直線の傾きがゼロかどうかを統計検定で調べてみましょう。まずピアソンの相関検定を行います。

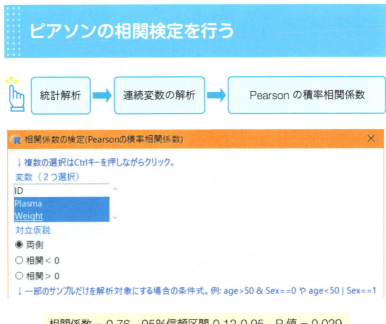

相関係数 = 0.76　95%信頼区間 0.12-0.95　P値 = 0.029

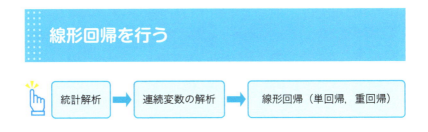

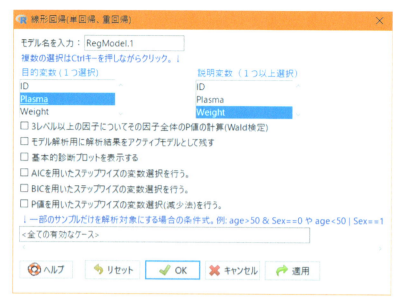

	回帰係数推定値	95%信頼区間下限	95%信頼区間上限	標準誤差	t統計量	P値
(Intercept)	0.086	-2.42	2.59	1.02	0.084	0.94
Weight	0.044	0.0063	0.081	0.015	2.86	0.029

　体重と血漿量の関連を表す体重の回帰係数推定値（回帰直線の傾き）は 0.044 となりました。これは，体重が 1kg 増加するごとに血漿量が平均で 0.044 リットル増加することを意味します。P 値＝ 0.029 より，体重と血漿量の間に統計的に有意な相関が認められました。前ページのピアソンの相関係数 0.76 がゼロかどうかを調べる P 値（0.029）は，線形回帰モデルの体重の傾きを表す回帰係数推定値がゼロかどうかを調べる P 値（0.029）と一致しました。

　ピアソンの相関検定による解析を線形回帰モデルの式で表すと以下のようになります。

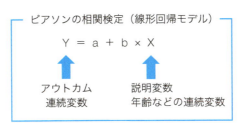

正規分布に従わない連続変数のアウトカムの回帰モデル

　t検定, 分散分析, ピアソンの相関検定と似た検定で, アウトカムの分布が正規分布に従わないような場合に用いられるノンパラメトリック検定があります。主なノンパラメトリック検定として, マン・ホイットニーのU検定, クラスカル・ワリス検定, スピアマンの相関検定などがあります。アウトカム変数（Y）と説明変数（X）の関連を調べるときはこれら単変量解析でもよいかもしれませんが, たとえば背景因子の違いを考慮する（調整する）など複数の説明変数とアウトカムの関連を調べるときには線形回帰モデルを使うことができます。ただしアウトカムの分布が歪んでいる場合は, 線形回帰モデルを使うときにアウトカムを対数変換するなどの注意が必要です。アウトカムの変換については p.85 を参照してください。

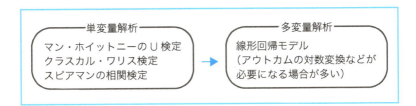

2値変数のアウトカムの回帰モデル

アウトカムが2値変数の場合は単変量解析にはカイ2乗検定やフィッシャーの正確検定などが使えますが，これらの解析で背景のずれを調整するためには**ロジスティック回帰モデルを用いることができます**。

```
カイ2乗検定
フィッシャーの正確検定     →   ロジスティック回帰モデル
```

対応のある（くり返し計測する）アウトカムの回帰モデル

また，連続なアウトカムの解析をする場合でも，**1人から2回以上データが計測されている場合には線形回帰モデルは使えず，その代わりに混合効果モデルや一般化推定方程式（GEE）による回帰分析**などを用います。

2値変数のアウトカムの場合も同じで，データがくり返し測定されている場合にはGEEなどを用いることができます。

```
1人から2回以上データが測定されている場合
        →   混合効果モデル，GEE
```

3日目 多変量回帰モデルで扱う説明変数の使い方

本章のキーワード

- 目的変数
- 説明変数の種類
- 説明変数の扱い方
- 回帰係数の解釈

先生，多変量解析ってなんかとっても面白そうですね。これからバンバンいろいろな解析に使ってみたいです！

ちょっと待ってください！　多変量解析を行うときに守らなければならないさまざまなルールがあります。今日は，かの有名なタイタニック号のデータを使って，多変量解析に用いる説明変数の扱い方について学んでいきましょう！

今日は，**多変量解析で説明変数をどのように扱えばよいか，そのルールを説明します。**回帰分析は数式を使って説明すると，

$$Y = a + bX$$

と表せますが，Yにあたるものを目的変数（または「従属変数」「アウトカム」）とよび，Xにあたるものを説明変数または独立変数とよびます。でも，これではあまりピンとこないですね。

多変量解析の場合，どの変数が目的変数でどの変数が説明変数にあたるかは，解析の目的に合わせて考えるとよくわかります。

多変量回帰モデルに登場する変数の種類

目的変数（アウトカム）とは

「飲酒が肺がんを引き起こす」**のように因果関係を見たい研究の場合**は「肺がんになるまたはならない」など**結果として起こるもの**を表す変数が「**目的変数（アウトカム）**」にあたります。

説明変数とは

「原因」にあたる変数（肺がんの研究例では，「飲酒」にあたる）が「**説明変数**」になります。因果関係を調べる研究では**説明変数は，①研究対象因子と，②共変量の大きく2つに分けられます。**

① 研究対象因子（暴露因子，暴露変数）

とくにその影響を見たい因子（変数）を研究対象因子または暴露因子とよびます。

② 共変量

一方，とくにその因子とアウトカムの関係を見たいわけではないけれど，年齢や性別や喫煙状態など患者背景のように解析において無視することができない変数を共変量とよびます。たとえば，2日目で取り上げたまなぶ君の研究では，新薬と既存薬を表す変数が研究対象因子または暴露因子になり，年齢が共変量になります。年齢以外にも，患者さんの体重や病気の重篤度など新薬と既存薬群で違いがあれば交絡を引き起こしてしまうような変数は，共変量として多変量回帰モデルで考慮する必要があります。詳しくは5日目でお話しします。

回帰モデルはアウトカムの種類によってモデルの種類が変わる

　回帰モデルでまずおさえてほしい点は，**説明変数の種類によって使い方が異なるところです。** アウトカムの変数の種類が変われば使うモデルが変わることはお話ししました（p.34参照）。たとえばコレステロール値や血圧などは連続変数です。アウトカムが連続変数で，とくにデータに対応やくり返しがない場合は，多変量解析は線形回帰モデルを使います。心筋梗塞のあり・なしのように2値のアウトカムにはロジスティック回帰モデルを使います。逆にアウトカムが連続変数の場合にロジスティック回帰モデルを用いることはできませんし，2値のアウトカムに線形回帰モデルを用いることもできません。

　説明変数の種類についてはどうでしょうか。

多変量回帰モデルで扱える説明変数の種類

　連続変数は線形回帰モデルの説明変数としてしか使えない，なんてことはありません。

年齢と心筋梗塞の発症について関連性を見たいのですが，年齢は連続変数なので，心筋梗塞の発症の有無をアウトカムにしたロジスティック回帰には年齢を説明変数として入れられないのでしょうか？

そんなことはありません。回帰モデルの種類はアウトカムによって異なりますが，説明変数はどんなものでもすべての回帰分析で用いることができます。

すべての回帰モデルで連続変数，2値変数，カテゴリー変数とどんな説明変数でもモデルに入れることができます。

ただ，説明変数の種類（**連続変数，2値変数，3値以上の順位変数，順位のないカテゴリー変数など**）によって，使い方の注意事項があります。下に挙げた説明変数の種類ごとに，回帰モデルに入れる際の使い方の注意点を次に見ていきましょう。

① 説明変数が2値変数の場合（p.52）
② 説明変数が連続変数の場合　（p.56）
③ 説明変数が3値以上の順位変数の場合（p.69）
④ 説明変数が順位のないカテゴリー変数の場合（p.73）

タイタニック号のデータ解析

使用するデータセット　titanic

有名なタイタニック号のデータセットを用います。**タイタニック号では男性と女性でかなりストーリーが異なるため，解析は男女別々のデータセットで行います**。それではまず男女で別々に作成しましょう。

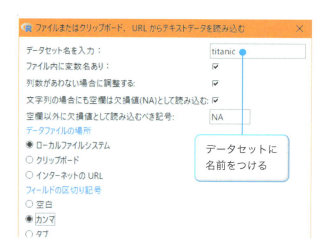

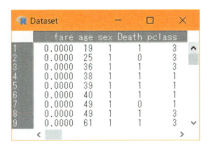

データセットを性別で分割する

使用するデータセット titanic

アクティブデータセット → 行の操作 → 指定した条件を満たす行だけを抽出したデータセットを作成する

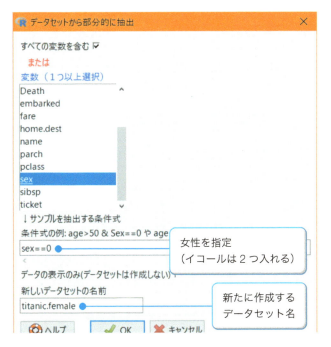

女性を指定
（イコールは2つ入れる）

新たに作成する
データセット名

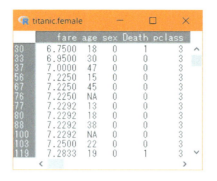

性別は

女性：sex=0, 男性：sex=1

と入力されているので，女性のみのデータセットを作る場合は，まずEZR上でtitanicを読み込んで，上図のように「変数」欄で「sex」を選択し，「条件式の例」欄に「sex==0」を打ち込むと作成できます。

同様に，「sex==1」と変えることで，男性のみを含んだデータも作ってみてください。作れなかった人は，p.8に記載のURLに男女別々のデータセット（女性：titanic.female，男性：titanic.male）を用意しているので，そちらを使ってください。

① 説明変数が2値変数の場合の注意点

それでは「タイタニック号の運賃が年齢と関連するか」解析してみましょう。まずは**女性だけのデータセット**を使って，年齢を2値変数として扱ってみましょう。

説明変数が，たとえば「40歳以上を1」，「40歳未満を0」とするような2値変数は次の操作で作成できます。

年齢を40歳未満，40歳以上の2群に分ける

使用するデータセット titanic.female

 アクティブデータセット → 変数の操作 → 連続変数を指定した閾値で2群に分けた新しい変数を作成する

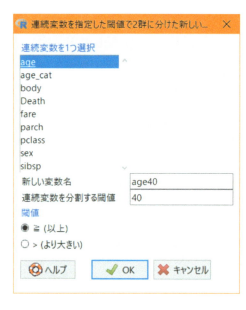

それではこの変数を使って年齢とタイタニック号の運賃の関連性を見てみましょう。

40歳未満と40歳以上で支払った平均運賃に差があるか調べる

使用するデータセット titanic.female

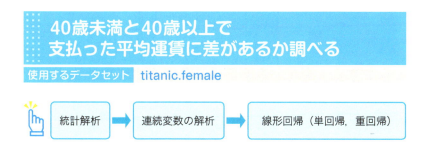

3日目　多変量回帰モデルで扱う説明変数の使い方　53

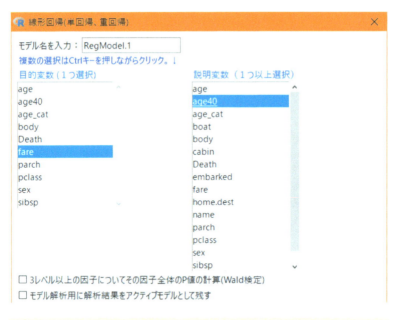

	回帰係数推定値	95%信頼区間下限	95%信頼区間上限	標準誤差	t統計量	P値
(Intercept)	43.28	35.81	50.74	3.80	11.4	3.85e-26
age40	31.19	15.17	47.21	8.15	3.83	1.51e-04

線形回帰モデルの式は

> 目的変数の平均値 ＝ 切片 ＋ 傾き × 説明変数

と表せます。Intercept（切片）の値が 43.28，回帰係数推定値は傾きを表しているので，

> 平均運賃 ＝ 43.3 ＋ 31.2 × age40

という式になります。40歳未満の乗客は age40=0 ですから，

$$\text{平均運賃} = 43.3 + 31.2 \times 0 = 43.3$$

となり，40歳未満の乗客の平均運賃は43.3ポンドとわかります。

同様に，40歳以上の乗客の平均運賃はage40に1を代入し，

$$\text{平均運賃} = 43.3 + 31.2 \times 1 = 43.3 + 31.2 = 74.5$$

となり，74.5ポンドとわかります。

名探偵シャーロック・ホームズを描いた『緋色の研究』の注釈で，当時（1890年ごろ）の1ポンドは，現在の日本円で約2万4千円に相当すると述べられています。タイタニック号の沈没事件は1912年なので，1ポンド1万5千円と少なめに見積もっても，当時の75ポンドが現在の110万円ほどです。1ポンド2万円なら150万円になります。日本からアメリカ行きの飛行機のファーストクラスの運賃とほぼ等しいといった感じでしょうか。ここまで大金を払って真冬の海に投げ出され，命まで取られるとはなんとも悲しい限りですね。

ここで，40歳未満の平均運賃が43.3ポンド，40歳以上では74.5ポンドということは，その差31.2ポンドは傾き（線形回帰モデルの回帰係数推定値）として表わされていて，P値が0.05未満なので，40歳未満と40歳以上の乗客が支払った運賃の平均値は統計的有意に違うということがいえます。以上から，運賃と年齢間には関連があることがわかりました。

この解析では40歳未満をage40=0，40歳以上をage40=1とコード化しました。人によってはage40=1とコード化し，40歳以上をage40=2とコード化するという人も多いかもしれません。この場合は，Intercept（切片）の値は変わりますが，傾きの値は40歳未満と40歳以上のグループの平均運賃の差である31.2ポンドになるので，

age40=1 を age40=2 とおいても**関連性の解析はこの傾きをみるので，解析結果は変わりません。**

　一昔前には age40=-1（マイナス 1）とし，40 歳以上を age40=1（プラス 1）とコード化した時代もあったようです。この場合は，-1 と 1 は 2 隔てているので，傾き（年齢が 1 歳増えたときの運賃の差）は

$$43.3 \div 2 = 21.65$$

となります。よって，得られた 21.65 を 2 倍しないと 40 歳未満と 40 歳以上の平均運賃の差を得ることはできません。**P 値は傾きがゼロかどうかを検定している**ので，回帰係数として得られた傾きの値が 2 群の差の半分でも，ゼロかどうかの判断は変わらないので P 値は変わりませんが，傾きは変わるので注意が必要です。

　次に，年齢を 2 値化せず，元のままの連続値として解析してみましょう。このときは以下の点に気をつけてください。

② 説明変数が連続変数の場合の注意点

　年齢が元のままの連続変数で入っている場合や，年齢を 10 歳ごとに区切って，10 歳未満は 1，10 歳から 20 歳は 2，20 歳から 30 歳は 3 というように 3 値以上のカテゴリーを表す数値で入っている場合があります。この場合は，EZR 上でその変数を

① 連続値として扱うか
② 因子（カテゴリー変数）として扱うか

を決定したうえで，回帰分析を行う必要があります。**これは連続変数**

を使って解析を行うときに非常に重要なポイントです。

　通常，連続変数はとくに指定をしなくても自動的に解析ソフトが連続とみなしている場合が多いのですが，念のため，それぞれの変数をEZRが数値として認識しているのか，またはカテゴリーとして認識しているのか確認しましょう。

データセット内の変数の種類を調べる

使用するデータセット titanic.female

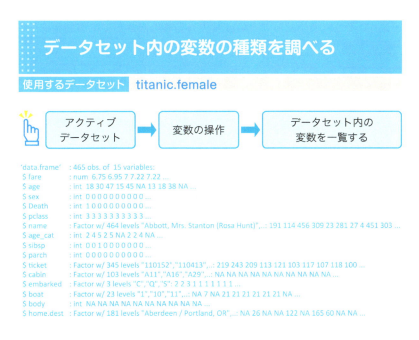

```
'data.frame'  : 465 obs. of  15 variables:
 $ fare      : num  6.75 6.95 7 7.22 7.22 ...
 $ age       : int  18 30 47 15 45 NA 13 18 38 NA ...
 $ sex       : int  0 0 0 0 0 0 0 0 0 0 ...
 $ Death     : int  1 0 0 0 0 0 0 0 0 0 ...
 $ pclass    : int  3 3 3 3 3 3 3 3 3 3 ...
 $ name      : Factor w/ 464 levels "Abbott, Mrs. Stanton (Rosa Hunt)",..: 191 114 456 309 23 281 27 4 451 303 ...
 $ age_cat   : int  2 4 5 2 5 NA 2 2 4 NA ...
 $ sibsp     : int  0 0 1 0 0 0 0 0 0 0 ...
 $ parch     : int  0 0 0 0 0 0 0 0 0 0 ...
 $ ticket    : Factor w/ 345 levels "110152","110413",..: 219 243 209 113 121 103 117 107 118 100 ...
 $ cabin     : Factor w/ 103 levels "A11","A16","A29",..: NA NA NA NA NA NA NA NA NA NA ...
 $ embarked  : Factor w/ 3 levels "C","Q","S": 2 2 3 1 1 1 1 1 1 1 ...
 $ boat      : Factor w/ 23 levels "1","10","11",..: NA 7 NA 21 21 21 21 21 21 NA ...
 $ body      : int  NA NA NA NA NA NA NA NA NA NA ...
 $ home.dest : Factor w/ 181 levels "Aberdeen / Portland, OR",..: NA 26 NA NA 122 NA 165 60 NA NA ...
```

　上の一覧は，アクティブデータセットの中のそれぞれの変数について，EZRが認識しているデータの区分を表したものです。

　1行目の「'data.frame': 465 obs. of 15 variables」は，「データセットには465人のデータがあり，15の変数が入っている」ことを示しています。

　6行目に「＄pclass: int 3 3 3 3 3 3 3 3 3 3 …」とあります。**intは Integer（整数値）の略です**。これより，「pclass（客室の等級）」という変数が連続変数としてみなされていることがわかります。「3 3 3 3

3 3 3 3…」はデータセットで上から順に並んでいる10行のデータのpclassの値が3であること、つまりこの乗客が3等客室に泊まっていることを示しています。

3行目に「age（年齢）」があり、これもintとなっています。

7行目の「name（名前）」にはFactor（因子、カテゴリー）、2行目の「fare（運賃）」にはnum（数値）と記載されています。**データの中に1つでも文字や記号などの数値以外のものが入っている場合はその変数はfactor（因子、カテゴリー）とみなされます。**

たとえば体重という変数があったとします。体重が"54"ではなく"54kg"と入力されている場合、EZRはこれをカテゴリー変数とみなします。カテゴリー変数とみなされた変数は足し算や引き算、平均を求めるなどの演算ができなくなります。この場合の体重は、54kgではなく54としてデータ化する必要があります。数値の単位などはデータに入れず、データディクショナリ（各変数で表されたデータの詳細を記載したもの）などを作成してそこに記載しておけばよいでしょう。

数値として認識された変数を説明変数として用いる

使用するデータセット　titanic.female

ここで**数値として認識された年齢**（age）を説明変数とし、タイタニック号の運賃（fare）を目的変数として、「年齢と運賃の間に相関があるかどうか」をみていきましょう。運賃（fare）は連続変数なので、線形回帰モデルを用います。くり返しますが、回帰モデルの種類はアウトカムである目的変数の種類によって決まります。説明変数はなんでもかまいません。

統計解析 → 連続変数の解析 → 線形回帰（単回帰，重回帰）

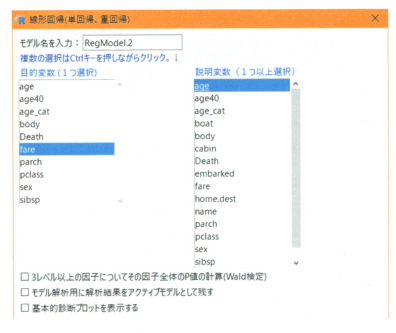

	回帰係数推定値	95%信頼区間下限	95%信頼区間上限	標準誤差	t統計量	P値
(Intercept)	14.20	-0.19	28.59	7.32	1.94	5.30e-02
age	1.25	0.80	1.69	0.23	5.49	7.42e-08

　上の解析結果では，「傾き」を示す age の回帰係数推定値は 1.25，そのP値は 0.000000074 となりました．ここで回帰係数推定値 1.25 は，**年齢が 1 歳上がるごとにタイタニック号の運賃は平均して 1.25 ポンド上がる**ことを意味します．P値が 0.05 未満なので統計的に有意差があるといえます．よって「回帰係数の推定値は統計的に有意にゼロではない，つまり年齢と運賃の間には関連性がある」と解釈できます．

　グラフを使って確かめてみましょう．この 1.25 の値は，次のグラフ

で示される縦軸にタイタニック号の運賃（fare）を，横軸に乗客の年齢（age）をプロットした散布図上に引いた直線の傾きで表されます。

散布図を作成する

使用するデータセット **titanic.female**

グラフと表 → 散布図

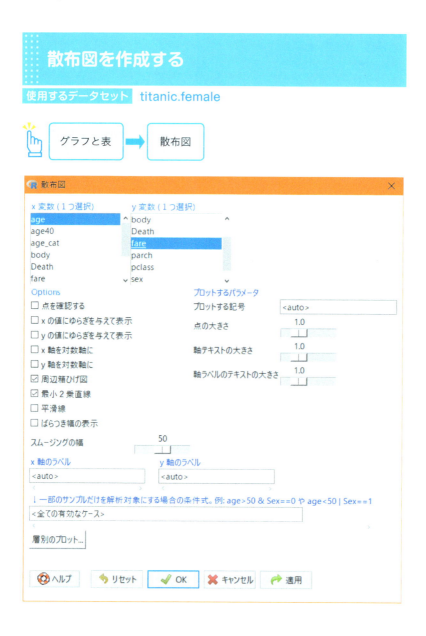

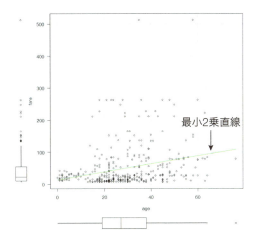

　上図中の緑色の直線は**最小2乗直線**といって，線から各データまでの垂直に測った距離の2乗の総和が最小になるように引かれた直線です。

　この散布図では運賃と年齢の関係が見づらいので，年齢を閾値を使ってグループに分けてグラフを書いてみましょう。たとえば10歳未満をひとくくりにして"<10"というカテゴリーに入れ，10歳以上20歳未満をまたひとくくりにし"10-19"というカテゴリーに入れ，同様に"20-29"，"30-39"，"40-49"とし，50歳以上は"50+"のカテゴリーに入れます。この変数はデータセットの中に，age_catとしてすでに入っていますが，以下の手順で簡単に作成できます。

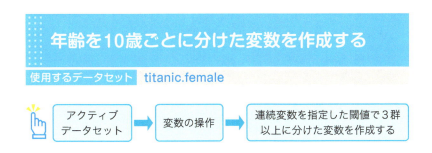

3日目　多変量回帰モデルで扱う説明変数の使い方　61

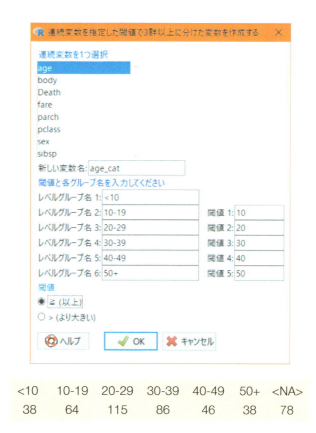

<10	10-19	20-29	30-39	40-49	50+	<NA>
38	64	115	86	46	38	78

　10歳未満のカテゴリー（＜10）に38人，10歳から19歳までが64人，20歳から29歳が115人…というように，年齢の分布がわかります。

　次に，それぞれのカテゴリーの平均運賃をグラフで表します。

10歳ごとに分けた年齢と平均運賃の関連を見るグラフを作成する

使用するデータセット **titanic.female**

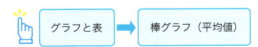

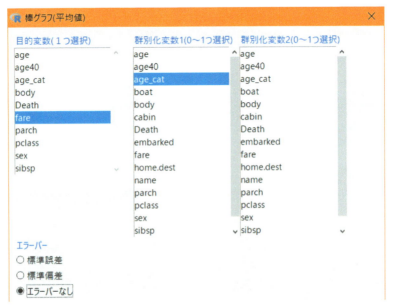

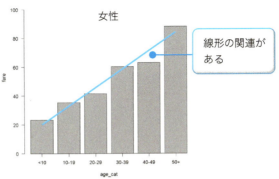

線形の関連がある

グラフを見ると，運賃は年齢が上がるにつれて同じ調子で増えているように見えるので，線形回帰モデルがはじき出した「年齢が1歳増えるごとにタイタニック号の運賃は平均して1.25ポンド上がる」と解釈できます。年齢が1歳増えるということは，20歳から21歳に増えても，60歳から61歳に増えても，何歳から何歳でも1歳増えると平均的に1.25ポンド運賃が上がるという「**線形**」**の関係を表していて**，年齢を連続変数と置いたこの解析は年齢とタイタニック号の運賃の関係を正しく表しているといえます。

数値として認識された連続変数を説明変数として使用する場合の落とし穴

使用するデータセット　titanic.male

同じ解析を男性のデータでも行ってみましょう。p.51の女性だけのデータセットを作った要領で，今度は**男性だけのデータ**を作ってみてください。

さらに，p.53〜54のようにfare（運賃）を目的変数，age（年齢）を説明変数にして線形回帰を行います。

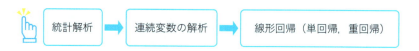

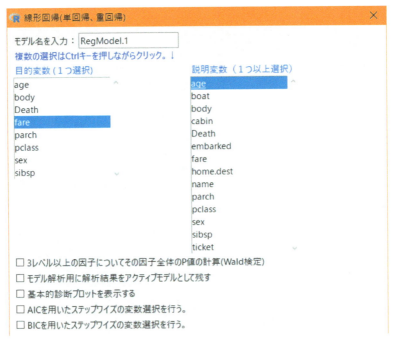

	回帰係数 推定値	95%信頼 区間下限	95%信頼 区間上限	標準誤差	t統計量	P値
(Intercept)	15.00	6.79	23.21	4.18	3.59	0.00036
age	0.44	0.20	0.69	0.12	3.59	0.00036

　年齢の傾き（回帰係数推定値）は 0.44 です。これは**「年齢が 1 歳増えればタイタニック号の運賃は平均して 0.44 ポンド上がる」**と解釈できます。P 値は 0.05 未満なのでこの 0.44 は統計的有意差をもってゼロと違うといえるので，タイタニック号の運賃と年齢には男性でも相関があったと考えることができます。

QUESTION

　回帰係数の 0.44 が統計的に有意だからといって，年齢が 20 歳

から21歳でも，30歳から31歳でも，あるいは70歳から71歳でも，どこからどこまでは問わずに，とにかく「年齢が1歳上がったらアウトカムであるタイタニック号の運賃は平均して0.44ポンド上がる」というような「線形の関連性がある」という解釈は正しいのでしょうか？

グラフを使って確かめてみましょう。p.61〜62の女性のときと同じように，男性でも年齢を10歳ごとに分けた変数を作成します。そのうえで，同じ要領で「グラフと表」→「棒グラフ（平均値）」を行うと，次の図が得られます。

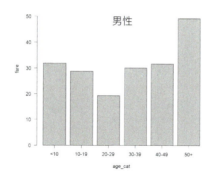

ちょっと待ってください。グラフをよく見ると，運賃は20歳未満と比べると20歳から29歳までの運賃の方が低くなっていますね。**男性では，女性のように年齢が上がるごとに一様に運賃が上がる線形の関連があるわけではないことがわかります。**

説明変数である年齢を連続値として回帰分析に入れると，EZRのような統計ソフトは「年齢が1歳増えるごとに，平均運賃が0.44ポンド**一様に上がる**」といった**線形の関連性しか表現できない**結果になってしまうので，これには注意が必要です。男性の場合のように年齢と運賃の関係が**線形に関連していない場合は**，結果が間違って出てしま

うことになるのです。

それでは説明変数が連続値のときに、線形性のない（非線形な）関連のあるデータの解析を行うにはどうしたらよいでしょうか。

非線形な効果を解析する

非線形性の解析は少し難度が高く、通常の簡便な統計ソフトではできない場合が多いので、ここでは10歳未満、10歳から19歳、20歳から29歳、30歳から39歳、40歳から49歳、50歳以上というように年齢を閾値で区切ってグループ化した後に、回帰分析に説明変数を入れる方法を紹介します。

年齢を10歳ごとに区切ったage_catのデータは文字列なので、EZRはこれを自動的に因子として扱います。ここで男性のみのデータ（データセット名：titanic.male）を使って、fare（運賃）を目的変数、age_cat（年齢カテゴリー）を説明変数として線形回帰モデルで解析してみましょう。

カテゴリー変数の年齢を使って線形回帰モデルで解析する

使用するデータセット　titanic.male

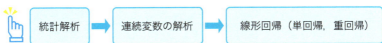

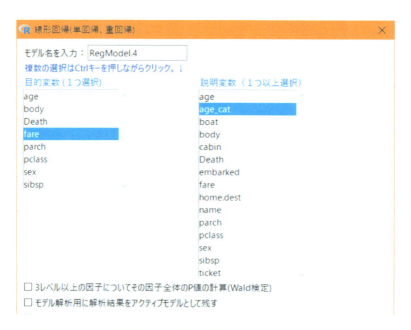

	回帰係数推定値	95%信頼区間下限	95%信頼区間上限	標準誤差	t統計量	P値
(Intercept)	31.87	18.38	45.35	6.87	4.64	4.19e-06
age_cat[T.10-19]	-3.14	-19.90	13.61	8.53	-0.37	7.13e-01
age_cat[T.20-29]	-12.57	-27.27	2.12	7.48	-1.68	9.34e-02
age_cat[T.30-39]	-1.77	-17.11	13.57	7.81	-0.23	8.20e-01
age_cat[T.40-49]	-0.17	-16.59	16.25	8.36	-0.02	9.84e-01
age_cat[T.50+]	17.38	0.34	34.42	8.68	2.00	4.6e-02

　あれっ，ちょっと複雑な解析結果が出てしまいましたね。「T.10-19, T.20-29, T.30-39, T.40-49, T.50+」って，どうやら age_cat の変数のカテゴリーのようですね。でも「<10」（10歳未満）のカテゴリーが抜けてはいませんか？　そうなんです，**抜けているカテゴリーはほかのカテゴリーの対照群として用いられます**（p.40参照）。

　たとえば age_cat[T.10-19] の回帰係数推定値は -3.14，P値は 0.71 と計算されています。**これは対照群「<10」のカテゴリーの平均運賃**

と比べて 10-19歳のカテゴリーでは平均運賃が3.14ポンド低いことを示しています。同様にage_cat[T.20-29]の回帰係数推定値は-12.57，P値は0.093ですので**対照群「<10」の平均運賃と比べて** 20-29歳のカテゴリーの運賃の平均が12.57ポンド低いことを示しています。

　Intercept（切片）の行にある回帰係数推定値31.87（ポンド）は，対照群である10歳未満のグループの平均運賃を示し，これに対するP値はその推定値「10歳未満の群の平均運賃」がゼロかどうかを検定しています。年齢が10歳未満のグループの運賃がゼロポンドであるかないかは，とくに興味を引き立てられるものではないので，**通常はInterceptのP値は解析者にとってあまり意味はありません。**

③ 説明変数が3値以上の順位変数の場合の注意点：トレンドテスト

　タイタニック号の運賃（fare）と客室の等級（pclass）の関連を見てみましょう。客室の等級は1等客室がpclass=1，2等客室がpclass=2，3等客室がpclass=3とカテゴリーされています。このように，カテゴリー変数だけれど，1等より2等の方がサービスの質が落ち，2等より3等の方がさらに落ちるといった具合に順位をもつ変数を「順位変数」とよんでいます。

　順位変数を回帰モデルに説明変数として入れる場合，さきほど学んだ，連続変数としてEZRに認識させるか，因子（カテゴリー）として認識させるかがポイントになります。

　それでは，タイタニック号のデータを使って運賃（fare）と客室の等級（pclass）の関連を調べましょう。まずは女性のデータを見てみましょう。ここでは等級ごとの平均運賃を調べます。

各等級の運賃の平均をプロットする

使用するデータセット：titanic.female

 グラフと表 → 棒グラフ（平均値）

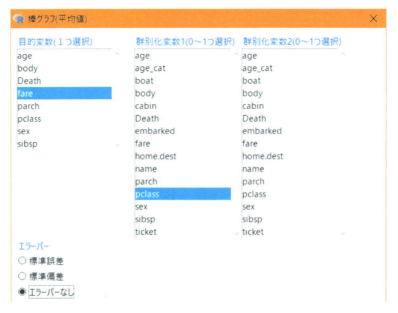

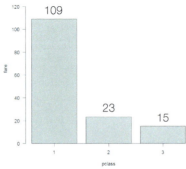

1等客室の平均運賃は109ポンドでした。当時の1ポンドを現在の価値で1.5万円として計算すると約164万円，2万円とすると約218万円です。2等客室でも34.5〜46万円なので，安くはなかったのですね。それでは，このデータを線形回帰モデルで解析してみましょう。

　p.57のリストを見ると，客室の等級（pclass）はint（整数）と表記されているので，EZRは連続変数とみなしているようです。運賃（fare）を目的変数，pclassを説明変数として線形回帰モデルによる解析を行ってみましょう。

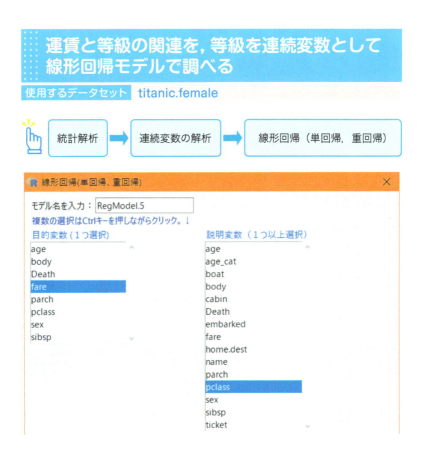

運賃と等級の関連を，等級を連続変数として線形回帰モデルで調べる

使用するデータセット titanic.female

統計解析 ▶ 連続変数の解析 ▶ 線形回帰（単回帰，重回帰）

3日目　多変量回帰モデルで扱う説明変数の使い方

	回帰係数推定値	95%信頼区間下限	95%信頼区間上限	標準誤差	t統計量	P値
(Intercept)	143.10	130.91	155.23	6.20	23.07	6.12e-79
pclass	-45.03	-50.28	-39.78	2.67	-16.87	4.18e-50

　pclassの傾き（回帰係数推定値）は-45.03です。これは**等級が1増えるごとに平均運賃が45.03ポンド減る**ということを意味しています。でも、これはおかしいですね。1等客室の平均運賃は109ポンド、2等客室は23ポンド、3等客室は15ポンドなので、線形回帰モデルの結果は間違っているといわざるを得ません。

　なぜこんなことが起こったかって？　それはEZRのせいではないのです。コンピュータはやれといわれたことしかやらないので、統計を使う側の人間がコンピュータが何をどう認識し、どのような解析をしているかを正しく理解していなければ正しい解析はできません。

　今の場合、**客室の等級（pclass）は連続変数としてEZRが認識しているので、回帰係数は線形性を絶対条件にしています。**線形性って？　それは先ほど紹介した、説明変数の数が1上がるごとに（この場合、階級が1から2、2から3となるごとに）**一様に45ポンドずつ運賃が安くなるというような線形な関連（線形性）**のことをいいます。説明変数が連続変数であるとコンピュータが認識したうえで線形回帰を行うと、アウトカム（運賃）と説明変数（客室の等級）との間にこの線形性があるということを前提として解析が行われてしまいます。

線形な関連性を前提としない解析

　そこで、**この線形性を前提とせず**、1等客室の平均運賃は109ポンド、2等客室の平均運賃は23ポンド、3等客室の平均運賃は15ポン

ドとしたまま，**データに沿って解析しようとすると，今度は説明変数を因子としてEZRに認識させる必要があります。**EZRで以下の要領で連続変数を因子に簡単に変換できます。

④ 説明変数が順位のないカテゴリー変数の場合の注意点：等級を連続変数からカテゴリー変数に変換する

使用するデータセット **titanic.female**

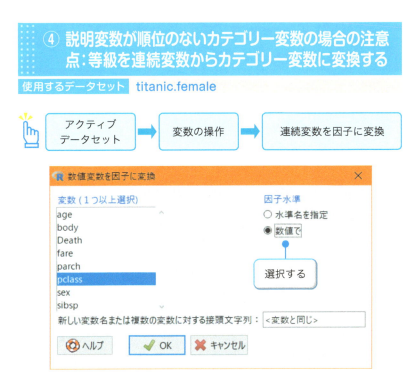

アクティブデータセット → 変数の操作 → 連続変数を因子に変換

ここでもう一度因子として認識されている客室の等級（pclass）を使ってタイタニック号の運賃を目的変数として線形回帰モデルで解析すると，今度は以下の結果が得られました。

	回帰係数推定値	95%信頼区間下限	95%信頼区間上限	標準誤差	t統計量	P値
(Intercept)	109.12	101.38	116.85	3.94	27.72	2.54e-100
pclass[T.2]	-85.88	-97.74	-74.03	6.03	-14.23	2.20e-38
pclass[T.3]	-93.79	-103.77	-83.82	5.07	-18.48	1.68e-57

T.2，T.3 は pclass のカテゴリー 2，3 を示しますが，**T.1 がありません ね**。

> 因子（カテゴリー変数）を回帰分析に説明変数として入れる場合，
> 回帰係数推定値が計算されないカテゴリーが，対照群として選ば
> れている。

T.1 がないことから，1 等級が対照群として選ばれたことがわかります。pclass[T.2] の傾き（回帰係数推定値）は -85.9，これは 2 等級から 1 等級の平均運賃を引いた値が -85.9，つまり，2 等級の平均運賃は 1 等級より 85.9 ポンド低いことがわかります。同様に pclass[T.3] の傾き（回帰係数推定値）は -93.8，これは 3 等級から 1 等級の平均運賃を引いた値が -93.8，つまり，3 等級の平均運賃は 1 等級より 93.8 ポンド低いことがわかります。それぞれの傾きに対応した P 値はどちらも 0.05 未満なので，2 等級も 3 等級も 1 等級より統計的に有意に平均運賃が少ないことがわかりました。

通常，どんな統計ソフトでも同様に，説明変数を連続変数とするか因子（カテゴリー）変数とするかで，回帰分析による説明変数の回帰係数推定値の計算の仕方が変わります。**説明変数が因子（カテゴリー）として回帰モデルに入れられたときは，線形性を仮定せず，それぞれのカテゴリーのアウトカムの平均値を対照カテゴリーのアウトカムの平均値と直接的に比較することになります**。この例の場合，対照カテゴリーは 1 等客室なので，1 等と 2 等の平均運賃の差，1 等と 3 等の平均運賃の差が解析結果として計算されています。どのカテゴリーを対照群に指定するかは統計ソフトによって決まっています。EZR（R）では数値のカテゴリーの場合は最初（数の小さい）のカテゴリーを，SAS や SPSS という統計ソフトでは数値の最後（数の大きい）のカテゴリーを対照群とします。つまりこれらのソフトの場合は T.1 と T.2 は

あっても T.3 はないということになります。T.1 の回帰係数の値は T.1 と T.3 を比較し，T.2 の回帰係数の値は T.2 と T.3 を比較することになります。

一方，説明変数を連続値とした場合は下の図のように1等客室の運賃の平均から3等客室の運賃の平均まで，ズドーンと直線を引き，その直線の傾きの値が回帰係数推定値として計算されます。**傾きとは，説明変数が1増えるごとにアウトカムの平均がどれだけ増加するかという数値**なので，この場合は1等から2等，2等から3等と変わるときに平均してどれくらい運賃が下がるのかという解釈になります。

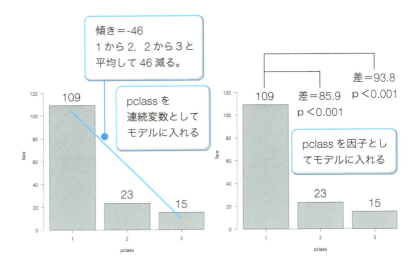

トレンド検定

説明変数が順位カテゴリー変数で，連続変数として線形性を仮定した解析を一般的にトレンド検定とよんでいます。多くの人々は，トレンド検定で有意差が出たから線形性があると判断してしまうのですが，

これは間違いです。たとえばタイタニック号の運賃を男性の年齢で比較したグラフでは，年齢と平均運賃の関係はJの字になっていて，線形の関連があるとはいえません。

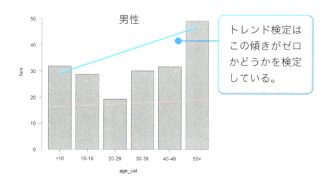

p.65の年齢を連続変数で入れた解析では回帰係数推定値は0.44であり，1歳増えるごとに平均運賃は0.44ポンド増えるという結果になっていて，P値＝0.00036と有意差が出ています。**トレンド検定で見ているのは「線形性なのかそうでないのか」ではなく，強制的に線形として直線を引いたときにその直線の傾きがゼロかどうかを検定しているのです。**ですから，トレンド検定という名前はちょっと誤解を生みますね。

線形回帰モデルの仮定を
チェックする

🔑 **本章のキーワード** 🔑

データの独立性　　残差の正規性　　アウトカムの変換

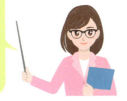

データが定められた形になっていなければ回帰モデルによる分析結果が間違って出てしまいます。その定められたデータの形を回帰モデルの仮定（assumption）とよびます。この章で紹介する**線形回帰モデルの仮定**について詳しく見ていきましょう。

線形回帰モデルの仮定
　① データが独立である
　② 残差が正規分布に従う

---

① データの独立性

　データの独立性とは，エクセルシートに入力されたデータの1行1行が独立（無関係）であることをいいます。データがくり返し取られていない，つまり「1人の患者さんからは目的変数（アウトカム）や

4日目　線形回帰モデルの仮定をチェックする　77

説明変数として使用するデータが一時点のみで計測されている」場合など，無関係な患者さんのデータが1行ごとに入っていればデータは独立であるといえます。

下の例では，IDが1番から6番までの6人の患者さんのデータが1行ずつ入っています。

id	arm	pat_race	pat_gend	educ	income
1	0	1	1	1	0
2	1	1	1	0	0
3	0	0	0	4	2
4	0	1	1	0	0
5	0	1	1	2	1
6	1	1	1	3	2

通常の多変量回帰モデルは，1行1行が異なる患者さんのデータで作成します。

一方，下のデータでは1人のデータが2行にわたって入力されています。統計ソフトで線形回帰を行う場合はそれぞれの行に入っているデータは無関係（独立）だと想定してP値の計算をするので，1人でも2行以上にわたってデータが入っている場合は，P値の計算が狂ってしまいます。

id	arm	Day	pat_race	pat_gend	educ	income
1	0	1	1	1	1	0
1	0	2	1	1	1	0
2	1	1	1	1	0	0
2	1	2	1	1	0	0
3	0	1	0	0	4	2
3	0	2	0	0	4	2
4	0	1	1	1	0	0
4	0	2	1	1	0	0

ですから，**解析を始める前にデータは1人1行で入っているか，必ず確認してください。これには被験者IDの頻度を確かめるとよいで**

しょう。1つのIDで2回以上出てくる場合はデータが2行にわたって入っていることになるので，同じ人のデータが間違って2回入っているのか，違う人のデータが同じIDで入っているのか必ず確かめるようにしてください。同じ人のデータが2回入っている場合は，どちらかを削除し，1人1行のデータに修正してから解析を行うようにしてください。

　研究によっては，たとえば血圧を研究開始時点で測定し，1ヶ月後にまた測定するというように，くり返し測定したデータを用いる場合があります。くり返し測定されたデータを解析する場合には，線形回帰モデルを用いることはできません。

　くり返し測定されたデータを入力する場合，縦のフォーマットを使うか横のフォーマットを使うか迷われる方が多いようです。2日目で紹介した，データがくり返し計測されている場合に用いる混合効果モデルやGEEなどは縦のフォーマットを必要としますが，対応のあるt検定や反復測定分散分析などは横のフォーマットを必要とします。

くり返し計測されるデータの入力フォーマット

縦のフォーマット

id	arm	Time	bp
1	0	0	130
1	0	1	110
2	1	0	145
2	1	1	134
3	0	0	180
3	0	1	158

横のフォーマット

id	arm	bp0	bp1
1	0	130	110
2	1	145	134
3	0	180	158

　EZRを用いて横に入力されたデータを縦にしたり，縦を横にしたりもできるので，どちらでもよいと思いますが，測定の回数が増えてくれば横入力のデータセットは変数の量が多くなり，データのチェックなどがしづらくなるので，**収集するデータの項目や測定回数が多い場**

合は縦入力を勧めています。

② 残差の正規性

次に，②の「残差の正規性」という仮定について学んでいきましょう。

下の図は，p.61でY軸に運賃（fare），X軸に年齢（age）で描いた散布図に，線形回帰モデルから得られた緑色の直線が描かれたものです。残差とは，回帰直線から垂直に伸ばした各データ値までの距離のことで，図では青と赤の直線が残差です。図中で，緑の回帰直線から垂直に上に伸ばした青の直線と，下に伸ばした赤の直線をすべてのデータ値に対して引いたときに，その**残差の分布が正規分布に従うことが線形回帰モデルの仮定**です。この図では，全体的に青の直線の方が赤の直線よりも長いので，どうやら残差の分布は正規分布に従っていないようです。

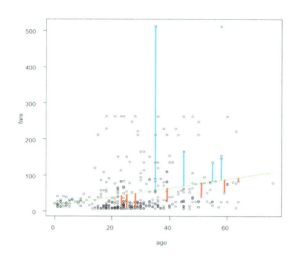

線形回帰モデルの残差の正規性を確認する

使用するデータセット titanic.female

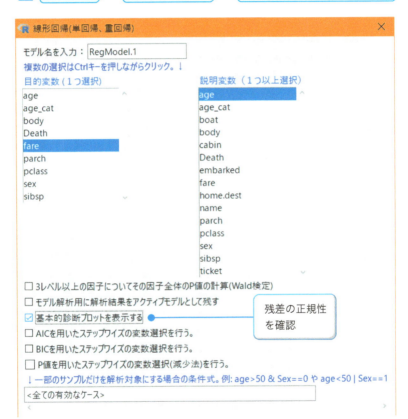

81

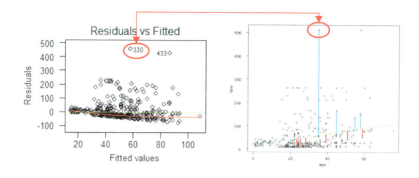

　左のResiduals vs Fittedの図は，残差が正規分布に従うかどうかをチェックする基本的な診断プロットです。残差（Residuals）をY軸にとり，回帰直線上のY座標の値である回帰モデルの期待値（Fitted values）をX軸にプロットしています。右図のとび抜けて長い青の残差は，XとY座標がそれぞれ35，510にプロットされています。これは，35歳の人で510ポンド払った人がいるということを示しています。右図の緑で書かれた回帰直線から推定すると，35歳の人の平均運賃は約60ポンドになります。残差とは，このモデルが予測した60ポンドと実際の値510ポンドの差になります。回帰直線上の値は残差がゼロなので，上の左図は，回帰モデルの期待値のどこをとっても残差の分布がY軸上の0の緑の線を起点にして上下対称にランダムにばらついているかどうか（正規分布であれば上下対称にランダムにばらつくため）を見ています。

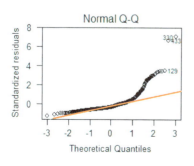
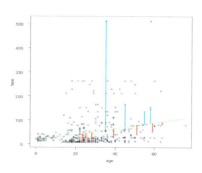

82

Normal Q-Q プロットは，残差をその標準偏差で割って標準化した Standardized Residuals を Y 軸にとり，X 軸は通常 -3 から +3 にとります。X 軸は Theoretical Quantiles（理論上の分位数）といって，残差がもし正規分布に従っていればそれぞれのパーセンタイルに並んでいるデータがとるであろう標準化された残差の値を示しています。たとえば，左の図で 330 の ID で表わされたデータを 99.9 パーセント値とします。もしデータが正規分布に従っていれば，Y 座標で表わされる 99.9 パーセント値のデータの標準化された残差は「3」に近い値になるはずですが，実際は Y 座標は「7」に近くなっています。データが正規分布に従っていればデータは Y と X の座標が同じ値をとる直線（オレンジの線）上に綺麗に乗ってくるはずなので，Normal Q-Q プロットからも残差の分布が正規分布に従っているかが簡単にチェックできます。

　残差のヒストグラム（度数分布を表した図）を描いてみると，多くのデータは残差がゼロ，つまり回帰直線にとても近いところにありますが，かなり高い値を取るものも多く，正規分布とはいいがたいですね。

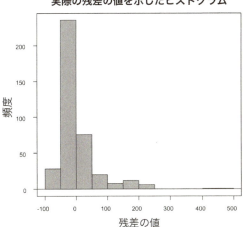

実際の残差の値を示したヒストグラム

4 日目　線形回帰モデルの仮定をチェックする　83

次の図は，残差が正規分布に従っていれば取るであろう理想的な形を示しています。

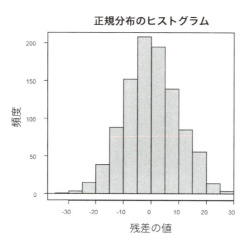

残差が正規分布だと，Residuals vs Fitted と Normal Q-Q の図はこんな形になります。

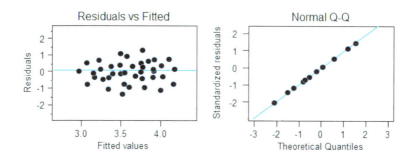

比べてみると，p.82 に示した 2 つの残差の分布は，明らかに正規分布に従っていないことがわかりますね。

残差の正規性を得るためのアウトカムの変換

残差が正規分布に従わないときは，どうしたらよいでしょうか？検定方法にはデータの分布を想定しないノンパラメトリック検定がありますが，残念ながら線形回帰モデルのノンパラメトリック版というのは簡易統計ソフトにはありません。巷に出回っている統計ソフトで解析しようとすると，なんとかして残差が正規分布に従うようにデータを数値変換する必要があります。よく使われるのが，「アウトカムを対数変換する」というやり方です。アウトカムの運賃（fare）の自然対数を計算し，loge_fare という変数名で保存します。

残差が歪んでいる場合に，線形回帰モデルに用いるアウトカムを対数変換する

使用するデータセット titanic.female

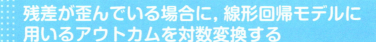

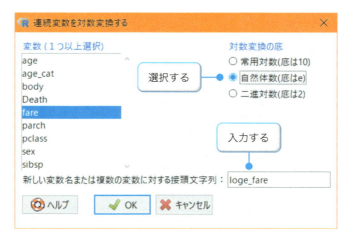

次に，運賃の自然対数（loge_fare）を目的変数として，年齢（age）を説明変数として線形回帰モデルを用いた解析を行います。

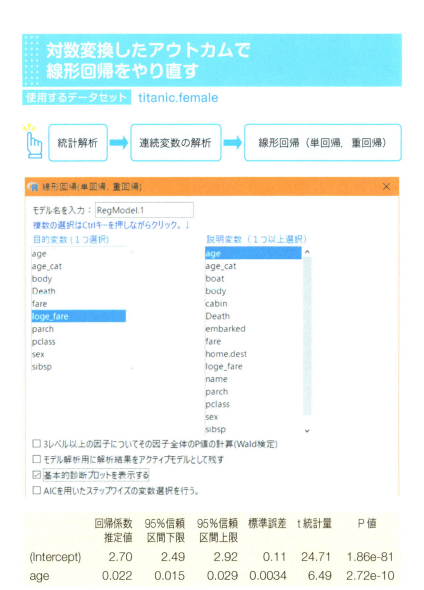

	回帰係数推定値	95%信頼区間下限	95%信頼区間上限	標準誤差	t統計量	P値
(Intercept)	2.70	2.49	2.92	0.11	24.71	1.86e-81
age	0.022	0.015	0.029	0.0034	6.49	2.72e-10

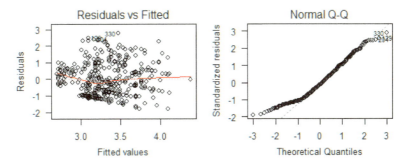

運賃の自然対数を目的変数とした回帰モデルの残差

対数変換した運賃（loge_fare）を用いた線形回帰モデルの残差プロットです。自然対数を取らない運賃を用いて行った線形回帰モデルの残差プロット（p.82左下）に比べると，Normal Q-Qプロットは左下のデータ値が直線からずれていますね。次に残差のヒストグラムを見てみると，中心から左にかけて少し歪んでいることがわかります。

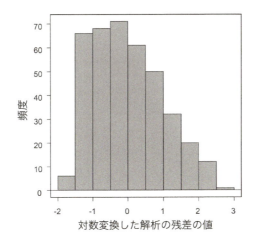

ここで，残差の分布のゆがみを最初の対数変換をしない運賃で行った解析と対数変換した解析を比べると，どちらかというと変換された運賃を用いた解析の方が正規分布に近づいたことがわかります。

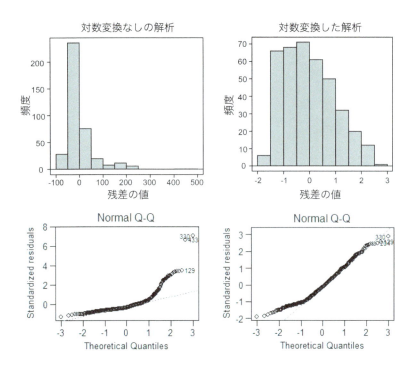

　対数変換した解析結果を最終的な解析として採用する場合の結果の解釈は，「年齢が1歳増えると，タイタニック号の運賃は平均して0.022ログポンド増える」となります。でも，ログポンドってわかりづらいですね。**アウトカムを自然対数で変換した解析は指数（e）を回帰係数推定値で累乗します。$e^{0.022} = 1.02$ となります。累乗した後の回帰係数推定値は比で表わされた差になります。つまり，「年齢が1歳増えるごとに，運賃は平均して2%上昇する」と解釈できることになります。**

　Annals of Internal Medicine という世界的に有名な医学雑誌に投稿する際の著者に向けたガイドラインには，「**数学変換したものは，結果の表記を行う際にできるだけ変換前の形に戻し，読者の理解を助けるようにすること**」と書いてあります。このことからも，対数変換した変数は，累乗することでログをとる前の形に直して報告することが重要です。

対数変換は自然対数でも常用対数でも解析結果（P値）は変わらないのでどちらでもかまいません。同じ解析を，今度は常用対数で変換して行ってみましょう。

対数（常用対数）変換する

使用するデータセット titanic.female

アクティブデータセット ▶ 変数の操作 ▶ 連続変数を対数変換する

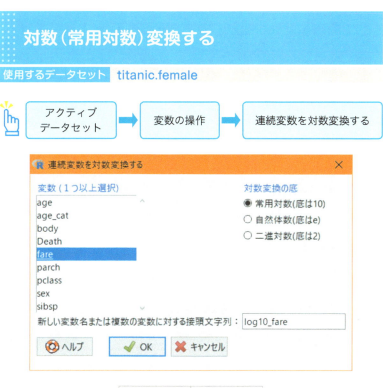

対数（常用対数）変換したアウトカムを用いて線形回帰を行う

使用するデータセット：titanic.female

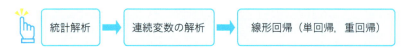

統計解析 → 連続変数の解析 → 線形回帰（単回帰，重回帰）

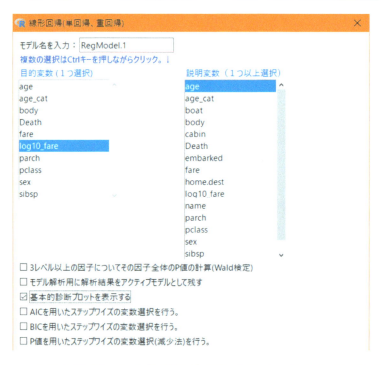

	回帰係数推定値	95%信頼区間下限	95%信頼区間上限	標準誤差	t統計量	P値
(Intercept)	1.17	1.08	1.27	0.047	24.71	1.86e-81
age	0.0095	0.0067	0.012	0.0015	6.49	2.72e-10

運賃の常用対数を目的変数とした回帰モデルの残差

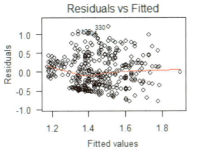
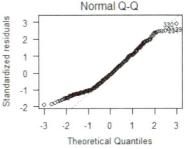

対数変換したアウトカムを用いた線形回帰モデルの解析結果の説明

　常用対数のログで変換した解析結果では，Ｐ値の値は自然対数を用いた解析と完全に一致します。残差プロットもほぼ同じです。違うのは回帰係数推定値（0.0095）ですが，これも自然対数で変換した解析同様，10を回帰係数推定値で累乗し，元のスケールに戻すと $10^{0.0095}$ ＝1.02となり，**「年齢が1歳増えるごとに，運賃は平均して2％上昇する」**という結果は自然対数を用いた場合と一致します。

アウトカムの対数変換を用いた線形回帰モデルで，結果を元のスケールに戻す方法（β＝回帰係数推定値とする）
　自然対数　→　e^{β}
　常用対数　→　10^{β}
結果の解釈：説明変数が1増えるごとに，アウトカムは平均して e^{β} 倍または 10^{β} 倍になる。

残差の正規性を得るための アウトカムの変換の種類

　残差の分布を正規分布に近づけるためのアウトカムの変換は，ログ以外のルートや2乗など数学変換であれば何でもかまいません。おおまかな目安としては，目的変数（Y）の分布が正の歪みをもつ場合，残差を正規分布に近づけるためには目的変数（Y）を1より小さい値で累乗することが効果的です。ルート（Yの0.5乗），3乗根（Yの3分の1乗），対数変換はこの仲間に入ります。逆にYの分布が負の歪みをもつ場合，残差を正規分布に近づけるためには目的変数（Y）を1より大きい値で累乗することが効果的です。Yの2乗，3乗などです。

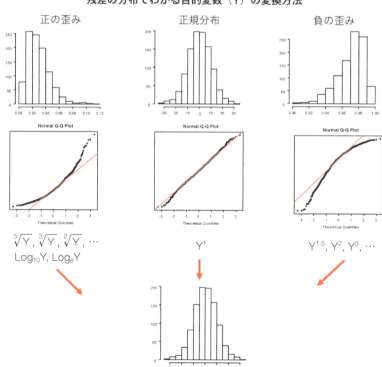

残差の分布でわかる目的変数（Y）の変換方法

対数変換を行う場合，変換する数にゼロの値がある場合は，変換後はデータが欠損になってしまうので，変換前に任意の値（たとえば1など）を変換しようとする変数に足してから変換を行うなどの工夫が必要です。医学データで多いマーカー値などは，ゼロと検出限界値の半分の値でゼロを置き換えた後に対数変換を行うなどの工夫をする場合もあります。

　p.88に示したように，対数変換なしの，運賃を使った線形回帰モデルの残差プロットは以下のようになっています。

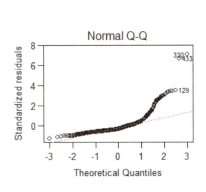
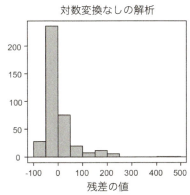

これは残差の分布が正に歪んでいたことを示唆していることから，アウトカムを対数変換するか，または1より小さい値で累乗することが効果的です。

　それではここで，立方根で変換したタイタニック号の運賃を目的変数として，年齢と運賃の関係をみる線形回帰モデルによる解析を行いましょう。まず，立方根の運賃の変数を作り，これを cubic_fare と名づけます。

アウトカムの立方根を計算した変数を作成する

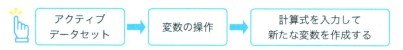

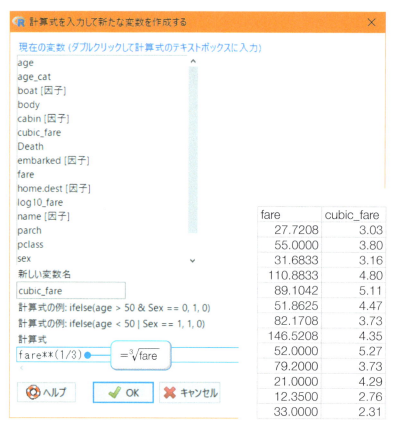

次に cubic_root を目的変数にした線形回帰分析を行います。

アウトカムの立方根を用いて線形回帰を行う

使用するデータセット titanic.female

統計解析 → 連続変数の解析 → 線形回帰（単回帰，重回帰）

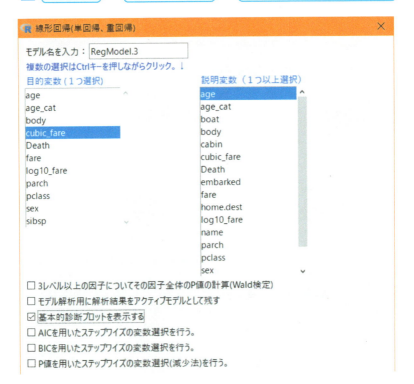

	回帰係数推定値	95%信頼区間下限	95%信頼区間上限	標準誤差	t統計量	P値
(Intercept)	2.48	2.23	2.74	0.13	19.08	1.37e-57
age	0.026	0.018	0.034	0.0040	6.45	3.35e-10

4日目 線形回帰モデルの仮定をチェックする 95

運賃の立方根を目的変数とした回帰モデルの残差

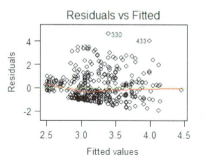
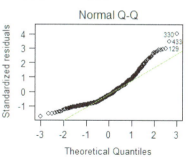

アウトカムを変換した解析の結果の比較

ここまで，①変換なし，②対数変換，③立方根を使った変換の3種類の変換を試してみましたが，結果はどう変わったでしょうか．

	P値
①変換なし	0.0000000742
②対数変換	0.000000000272
③立方根を用いた変換	0.000000000335

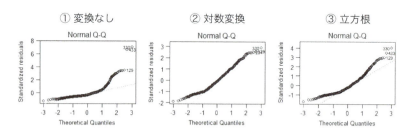

この解析ではどのやり方でも有意差は出ていますが，残差が正規分布に近づけば近づくほどP値が小さくなり，有意差が出やすくなることがわかります．

ここまでは，線形回帰モデルの目的変数の変換について学んできま

した。実は，**説明変数が連続変数の場合，説明変数も変換して正規分布に近づけた方が回帰分析の精度が高くなる**ことを次の例を用いてお見せします。

各疾病に費やされた研究費と生命年の関連を調べる

　この図は，1996年に米国衛生局（National Institutes of Health, NIH）で疾患ごとに使われた研究費を縦軸に，その疾患によって失われた生命年を横軸にプロットした図です。NIHの研究費が人命を救うために有効に活用されているか，線形回帰モデルを用いて解析してみましょう。

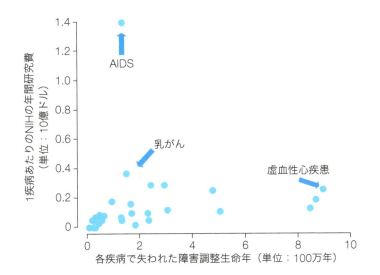

　目的変数をNIHの年間研究費（dollars），説明変数を生命年（disabil）として線形回帰モデルで解析してみましょう。

① アウトカムを変換しないで線形回帰を行う

使用するデータセット **funding**

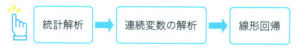

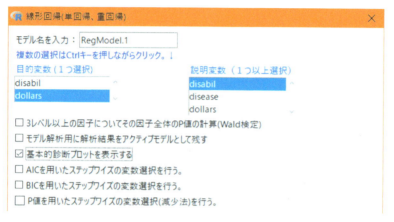

	回帰係数 推定値	95%信頼 区間下限	95%信頼 区間上限	標準誤差	t統計量	P値
(Intercept)	0.14	0.013	0.27	0.064	2.26	0.032
disabil	0.012	-0.027	0.051	0.019	0.63	0.54

　結果は、米国民の障害調整生命年を100万年救うために、NIHは平均して0.012（×10億ドル）つまり、1200万ドル研究費に費やしていると解釈できます。しかしP値は0.54なので、統計的有意差には至りませんでした。つまり、この解析結果をもとに考えると、NIHは国民の税金を人命を救うために有効に活用していないことになります。

　でも、ちょっと待ってください。残差プロットをまだ見ていませんね。この解析結果が正しいかどうか、プロットを見てみましょう。

変換なしの目的変数を用いた回帰モデルの残差

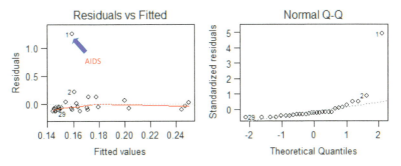

　Normal Q-Qの図を見ると，少し正の方向に残差が歪んでいるようです。残差を正規分布に近づけるには目的変数（アウトカム）の対数変換が使えそうですね。それからもう1つ，Residuals vs Fittedの図で1とラベルされた疾患（AIDS）が外れ値のようです。外れ値を解析から外すというやり方が一昔前までは使われていたようですが，**データが明らかな間違いでない限り，外れ値だからといって解析から外すことはできません**。対数変換後に外れ値としてのAIDSがどうなるかにも注目しながら解析を進めていきましょう。

② アウトカムを対数変換して線形回帰を行う

使用するデータセット **funding**

アウトカムを対数変換する

　まず，目的変数（アウトカム）であるNIHの研究費（dollars）を対数変換し，「log_dollars」という変数名で保存します。

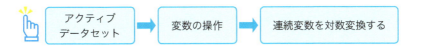

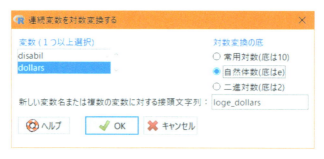

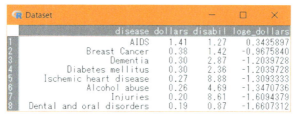

次に，対数変換したNIHの研究費（loge_dollars）を目的変数に，各疾患で失われた生命年（disabil）を説明変数として線形回帰モデルで解析します。

対数変換したアウトカムを用いて線形回帰を行う

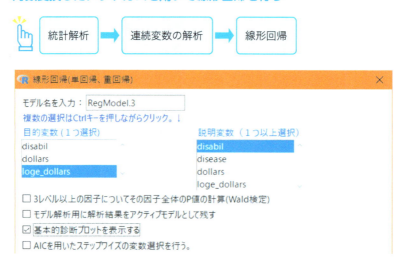

	回帰係数推定値	95%信頼区間下限	95%信頼区間上限	標準誤差	t統計量	P値
(Intercept)	-2.74	-3.25	-2.23	0.25	-11.00	1.78e-11
disabil	0.18	0.026	0.33	0.075	2.40	2.33e-02

対数変換した目的変数を用いた回帰モデルの残差

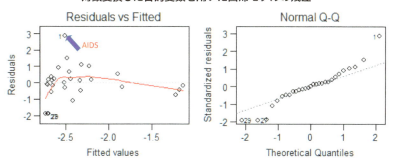

　残差プロットを見ると，外れ値（AIDS）がすこし点線に近くなりました。グラフ左下の2つのデータは点線から外れましたが，さきほどよりずれかたが左右対称になったようです。Residuals vs Fittedの図を見ると，AIDSの残差が他のデータに近づきましたが，X軸上で真ん中よりもかなり左に寄っています。また，右端の3つのデータがX軸の中心から離れたところにあるので，この3つの点が解析に及ぼす影響が他のデータに比べて大きくなることが心配されます。

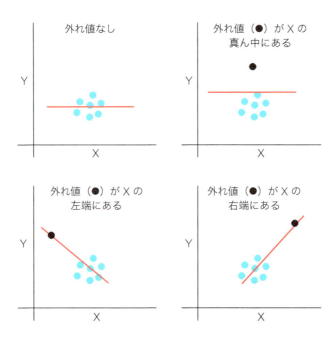

　一般に，外れ値がＸ座標上の真ん中にある時は最小２乗直線の傾きにそれほど影響はありませんが，真ん中から離れるほど影響が大きくなります。AIDSがＸ軸上でできるだけ真ん中に来るように，説明変数を対数変換しましょう。

　説明変数である生命年を対数変換し，「loge_disabil」という変数名で保存します。

説明変数を対数変換した変数を作成する

使用するデータセット funding

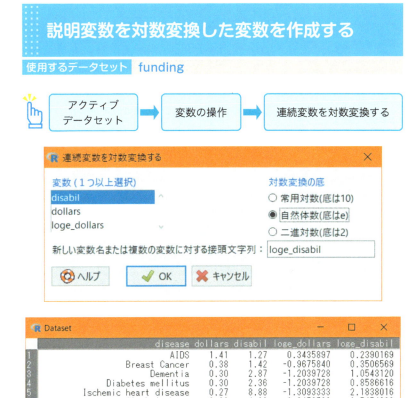

次に，目的変数は NIH の研究費の自然対数，説明変数は生命年の自然対数として線形回帰モデルを使って解析します。

③ 対数変換したアウトカムと説明変数で線形回帰を行う

使用するデータセット **funding**

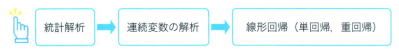

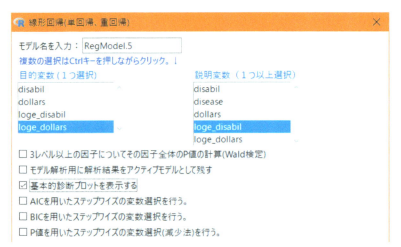

	回帰係数推定値	95%信頼区間下限	95%信頼区間上限	標準誤差	t統計量	P値
(Intercept)	-2.35	-2.67	-2.02	0.16	-14.80	1.79e-14
loge_disabil	0.48	0.26	0.70	0.11	4.44	1.37e-04

対数変換した目的変数と説明変数を用いた回帰モデルの残差

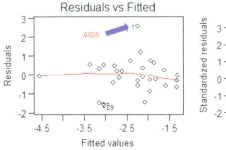
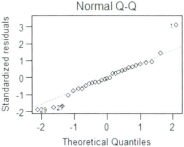

NormalQ-Q の残差プロットはさきほど（p.101）とほぼ同じですが，Residuals vs Fitted の図を見ると，X 軸上に均等にデータが分散し，とくに外れ値の AIDS を X 軸の中心に寄せることができたので，外れ値による解析への影響を少なくすることができました。X 軸上で右に寄っていた 3 つのデータ値もほかのデータ値に近づいたので，それら 3 点による影響も少なくなったようです。X 軸上左の 1 点を除いて全体的にデータが散らばってくれたので，それぞれの影響を均一にすることができたようです。

説明変数についても，できれば正規分布に近づける変換を行った方が解析の検出力（注：本当に差があるときに差が検出できる確率。統計解析のパワー）**は上がるといわれています。**

以上より，結果の解釈は，「自然対数の生命年を 100 万年上げるために，NIH の研究費は $e^{0.48}$ ＝ 1.62 倍使われる（P 値＝ 0.000137）」となりました。

ピアソンの相関検定を行う

使用するデータセット　funding

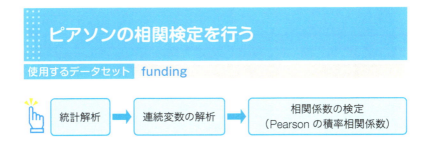

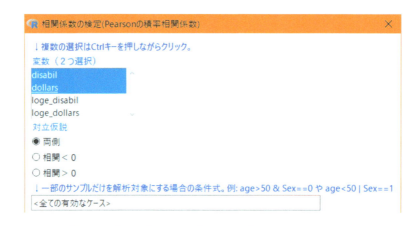

相関係数 = 0.119　95％信頼区間 -0.258-0.466　P値 = 0.537

スピアマンの相関検定を行う

使用するデータセット　funding

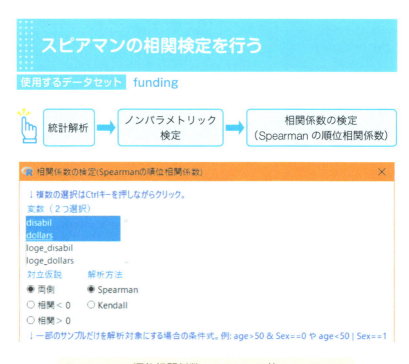

Spearmanの順位相関係数 = 0.678　P値 = 5.35e-05

本データでは，変換なしで行った最初の解析はピアソンの相関検定で解析した場合のＰ値（0.537）と一致し，目的変数，説明変数ともに対数変換した線形回帰分析の結果はスピアマンの相関検定で得られるＰ値（0.0000535）とかなり近くなりました。スピアマンの相関検定はデータの分布を想定しないので，分布が歪んでいても正しい結果が得られることがわかっています。つまり本データでは，目的変数も説明変数も対数変換した後で線形回帰を行うことで，線形回帰モデルの想定する仮定が保たれる（少なくとも変換なしの解析に比べて）ことで，結果がより正しくなったことを示しています。

　今日は，線形回帰モデルを用いて目的変数と説明変数の変換について学びました。説明変数の変換は線形回帰以外の回帰モデルでも同様に行うことができます。気づいた人もいるかもしれませんが，異なる変換により，解析結果も変わります。**変換すべきか否か，またどの変換がよいかを有意差が出やすい方向で決めるのは，「Ｐハッキング」「チェリーピック」「データドレッジング」あるいは「フィッシング」などとよばれ，非常に問題です。どの変換を用いるかは，くれぐれもＰ値を見ずに残差プロットを見て判断するようにしてください。**

5日目
多変量回帰モデルにおける交絡の調整とインターアクション解析のメカニズム

本章のキーワード

背景のずれによるバイアス　　交絡の調整　　治療の効果を変えるもの
インターアクション　　サブグループ解析

2日目の冒頭で紹介したまなぶ君の研究例では,「新薬」で治療を受けた患者さんと受けていない患者さんで,治療12ヶ月後の血圧の平均値を比べ,「治療あり群」の血圧の平均値が「治療なし群」よりも低かったにも関わらず,**「治療あり群」の年齢が8歳も若かったので**,「治療あり群」で血圧が低かったのは薬によるものではなく年齢のせいだという理由で,国際誌にリジェクトされたのでした。

このように,比べようとしているグループ間で患者さんの状態が違っている(リンゴとみかんを比べている)ことで,治療薬の効果が見にくくなることを**交絡**とよんでいますが,交絡は回帰モデルを使えば帳消しにする(調整)ことができます。5日目の章では回帰モデルを使って交絡を調整する方法について学びます。

背景のずれで起こる交絡

ある病院で,心臓病のハイリスクの患者さんを,来院時に「アスピリンを服用しているか・していないか」に分けて8年後の死亡率を比べました。なんと,アスピリンを服用していたグループの死亡率は

4.86％，使っていないグループの死亡率は 4.5％でした。2 つの死亡率の比をとると 4.86 ÷ 4.5 ＝ 1.08 となり，アスピリンを服用したグループの死亡リスクが 8％も高くなることが判明したのです。

あれ，アスピリンは効果があると思って研究を始めたのに，8％も死亡率が高くなるなんて驚きました。ベッドサイドの僕の直観は間違っていたのかな～

ちょっと待ってください！ そうと決めるのはまだ早いです。どういった人たちがアスピリンを使っていたのか，患者背景を見てみましょう。

背景因子	アスピリンあり N = 2,310	アスピリンなし N = 3,864	P 値
平均年齢（SD）	62（11）	56（12）	< 0.001
男性	77％（1779）	56％（2167）	< 0.001
冠動脈疾患	70％（1609）	20％（778）	< 0.001
糖尿病	17％（388）	11％（432）	< 0.001
高血圧	53％（1224）	41％（1569）	< 0.001
喫煙	10％（234）	13％（500）	< 0.001
冠動脈バイパス移植	30％（689）	6％（240）	< 0.001
心筋梗塞	16％（369）	7％（285）	< 0.001
β ブロッカー服用あり	35％（811）	14％（550）	< 0.001

　アスピリンを服用していた人は，そうでない人に比べて平均年齢が 6 歳も上であることがわかります。また，男性の割合は 77％と 56％であり，アスピリンを服用していた人の方が 21％も多いことがわかります。比べたいものは死亡率なので，「年齢が 6 歳違う」「男性の割合が多い」ことは，男性の寿命は女性よりも短いといわれているので，死亡率に結構影響しそうですね。さらに見ていくと，冠動脈疾患の既往歴は 70％と圧倒的にアスピリンを服用していた人の方が高く，そうでない人は 20％とかなり違いますね。糖尿病，高血圧，冠動脈バイパス

移植，心筋梗塞の数字を見ても，アスピリンを服用している人はそうでない人に比べてかなりハイリスクです。

普通に考えたら，これくらい重篤度が違っていれば，死亡リスクも数倍高くなっていてもおかしくないですね。

そうなんです。数倍高くなってもおかしくないリスクが8%増えただけ。それも有意差もつかなかったとは，アスピリンのおかげといってもいいんじゃないですか？ つまり，アスピリンが効いたということじゃないでしょうか！

　これをふまえて，さきほどの結果，「アスピリンを服用した人がそうでない人に比べて8年後の死亡率が8%高くなっている」ことをもう一度考えてみてください。今度はきっと，「え〜こんなにアスピリンあり群は具合が悪そうなのにもにもかかわらず，**8%しか死亡率が上がってない**，そして有意差も出ていないなんて，アスピリンが効いていたんじゃないの？」となるでしょう！

　そうなんです。ランダムな割り付け（例：コインを投げて表が出れば患者さんに実薬を飲んでもらい，裏が出れば偽薬を飲んでもらう）が行われていないような研究，つまり誰が治療を受けて誰が受けないかに研究を目的とした操作がされず，リアルワールドですでに決まっているといった研究（観察研究とよびます）では，治療を受けた人と受けない人は違って当然！ それは，具合が悪い人から治療されるという当然の理由から，普通は投薬群に重篤な人が入ってしまうからです。治療を受けた人がどれくらい「具合が悪いか」という背景を無視して，単にアウトカムである死亡率のみを比較すると，「治療は効果がない」

という間違った結果になってしまいます。2日目の章で少し触れましたが,「交絡」とは治療効果と直接関係のない患者さんの年齢・性別・病気の重篤度といった背景と交じりあって絡んでしまうことによって,正しく治療効果の評価ができなくなることを指します。アスピリン研究の例では,年齢や性別などの背景因子を交絡因子とよんでいます。

背景は無理やりそろえなくてもよい

では,どうやって背景がそろった人だけを解析に入れるの? とよく聞かれますが,グッドニュースです。**背景は無理やりそろえなくてもいいんです! 回帰分析を用いると,背景のずれを数学的に計算して,そのずれを帳消しにしてくれるのです。**回帰分析(または統計的手法)による背景の調整を,英語では statistical adjustment for confounding とよんでいます(p.32 も参照)。

多変量回帰モデルを用いた交絡調整のメカニズム

ここで,多変量回帰モデルを行うとなぜ交絡の調整ができるのかを説明します。

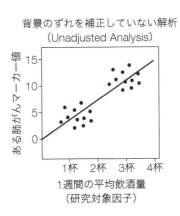

背景のずれを補正していない解析
(Unadjusted Analysis)

前ページの図は，肺がんと飲酒量の関連を見た研究で，ある肺がんのマーカー値を縦軸に，それぞれの患者さんの1週間当たりの平均的な飲酒量を横軸にして相関を見た図です。肺がんマーカーと飲酒量の関連を示唆する最小2乗直線を引いてみると，図のようになりました。この直線の傾きが水平（傾き＝ゼロ）だと関連なし，傾いていればいるほど関連はありということになります。この直線を数式で表すと以下のようになります。

> 期待される肺がんマーカー値 ＝ α ＋ β × 1週間の平均飲酒量

αは切片（1週間の平均飲酒量がゼロの人の平均マーカー値），βは傾き（1週間の平均飲酒量が1増えるごとに増加するマーカー値の平均）と考えられます。図では傾きがかなり右上がりなので，一見すると飲酒量が増えれば増えるほど肺がんマーカー値が増加し，飲酒量と肺がんマーカー値には相関がありそうですね。解析をここで終了し，飲酒は肺がんと関連があるとして論文を投稿してしまうと，ここでちょっと待ったがかかります。なぜかって？　次ページの図を見てみましょう。

　左の図は前のページと同じものです。この解析では，データを取られた22人の患者さんの肺がんマーカー値が飲酒あり・なしに関連があるかどうかを見ただけだったのですが，右の図では22人の患者さんをさらに喫煙する（赤：喫煙者）としない（青：非喫煙者）で分けて考えてみました。

　あれっ？　飲酒量の多い人はほとんどが喫煙者ですね。逆に飲酒量の少ない人は非喫煙者です。赤の線は喫煙者のみで飲酒と肺がんマーカーの関連性を調べた最小2乗直線で，青の線は非喫煙者のみで飲酒と肺がんマーカーの関連性を調べた最小2乗直線です。

　喫煙者の中だけで飲酒量と肺がんマーカー値の相関を調べても（図の赤の部分），あるいは非喫煙者の中だけで飲酒量と肺がんマーカー値

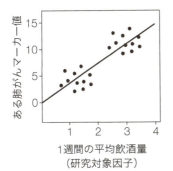 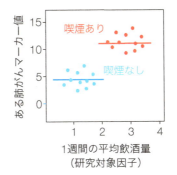

の相関を調べても（図の青の部分），線形回帰モデルの傾きはゼロに近いことがわかります．これを見ると，飲酒と肺がんマーカー値には相関がないことは明らかです．左の図で表された喫煙を無視した解析で**飲酒と肺がんマーカー値に相関があるような結果になったのは，肺がんの発症に関連があったのは飲酒ではなく喫煙のほうで，喫煙者はお酒もよく飲んでいた**ので，まるでお酒を飲むとマーカー値が高くなるかのように間違って結果が出てしまったのでした．

この例のように，背景となる変数（喫煙の割合）が比較群（飲酒と非飲酒）間でずれていて，**ずれた変数がアウトカムに関連が強ければ強いほど**ずれによる影響（交絡）が大きくなります．

ということはつまり，さっきの線形回帰モデルの解析は**飲酒と肺がんマーカーの間に相関があったのではなくて，おそらく喫煙と肺がんの発症に関連があって，たばこを吸う人はお酒もよく飲んでいた**ということでしょうか？　だったら，飲酒と肺がんの相関は喫煙が交絡となり，間違って出ていたということでしょうか？

> そうなんです。仮に飲酒者において喫煙ではなく，例えば男性の割合が高いとすると，「性別が肺がんの発症に関連する」などと間違った結果につながることはよくあることなんです。**ここで交絡がどんなときに起こるのか考えてみましょう。**

交絡が起こる条件

交絡は一般的に次の3つの条件がそろうときに起こると考えられています。

変数Aが交絡になるためには

① 変数Aが**アウトカムと因果関係がある**：アウトカムを引き起こすような研究対象でない因子（A）が存在すること（喫煙が肺がんを引き起こす）

② 変数Aが**暴露と相関すること**：変数（A）が研究対象因子と関連がある（例：喫煙者はお酒を飲む人が多い）

　＊注意：相関とは，「お酒を飲む人はたばこを吸う」「たばこを吸う人はお酒を飲む」というように関係が双方向である場合をいいます。たばこを吸うと肺がんになるが肺がんになったらたばこを吸うわけではないといった具合に，因果関係は一方向を向いているので，因果関係は一方向の矢印（→），相関は双方向の矢印（⇔）として使い分けています。

③ 変数Aが**仲介因子（中間因子）でないこと**：その因子は研究対象因子がアウトカムを引き起こすメカニズムに直接関係がない（例：喫煙は飲酒が肺がんを引き起こすメカニズムに関係ない）。

交絡の条件（変数Aが交絡になるには）

- 肺がん（アウトカム） ← 飲酒（暴露）
- 変数A（喫煙、性別、年齢など）は肺がんと因果関係、飲酒と相関

① アウトカムと因果関係があること
② 暴露（この例では飲酒）と相関すること
③ 仲介因子でないこと

　ランダム化を行うと，喫煙・年齢・性別といった背景因子と暴露因子間で関連がなくなるので（お酒を飲む人も飲まない人も平均年齢，喫煙者の割合，男女の割合は同じ，など），上記②が成り立たなくなることから，ランダム化比較研究では通常交絡は問題にはなりません。そのため，**多変量解析で患者背景をそろえることは，ランダム化のされていない観察研究の方が重要なのです。**

　それでは，交絡をなくすにはデータをどう解析すればよいでしょうか。

交絡を防ぐ2つの方法

　交絡を防ぐには，大きく分けて2つの方法があります。

① 喫煙者だけで飲酒と肺がんの関連を見るサブグループ解析
② 多変量解析による交絡の調整

① サブグループ解析

サブグループ解析（層別解析ともいう）とは，見たい研究対象因子の効果を見るときに**交絡因子のカテゴリーによって別々に解析を行う**ことをいいます。たとえば，以下の図のように喫煙者のみで飲酒量と肺がんマーカー値の関連を調べる，また非喫煙者だけで飲酒量と肺がんマーカー値の関連を調べることを，「喫煙でサブグループ（データを別々）にして解析する」といいます。

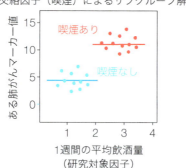

喫煙者だけで見た解析では，全員が喫煙者なので，喫煙が飲酒と肺がんマーカーの関連にバイアスを起こすことはありません。上の図では喫煙でデータを別々に見た結果，飲酒と肺がんマーカーの間には相関はないことがわかります。

サブグループ解析は簡単にできるが，複数の交絡に同時に対処できない

喫煙者と非喫煙者にデータセットを分けて飲酒の肺がんマーカーに及ぼす関係を見るようなサブグループ解析は，簡単に行うことができるものの，**多数の交絡因子を同時に調整（補正）することはできません**。たとえば，飲酒量の多い人ほど喫煙もするし，年齢も高いとしま

しょう。喫煙と年齢の交絡を同時になくすには，データをさらに年齢で分ける必要が出てきます。仮に100人のデータがあったとしても，①喫煙者で若年，②喫煙者で高齢，③非喫煙者で若年，④非喫煙者で高齢，のように**4つのサブグループでデータを割ると，1つ当たりのデータの量がかなり減ってしまいます。データが減ると有意差も出にくくなるので，サブグループ解析は，複数の交絡の調整としてはあまり適していません。ここで，サブグループ解析に代わって多変量回帰モデルによる交絡の調整が威力を発揮します。**

② 多変量回帰モデルによる交絡の調整

飲酒と肺がんマーカーの関連性を調べる多変量回帰モデルは，線形回帰モデルを使います。アウトカムに肺がんマーカー値，説明変数に「飲酒あり・なし」を表す変数を入れます。これに「喫煙あり・なし」を表す変数を説明変数として加えることで，肺がんマーカーに及ぼす飲酒の効果に対して喫煙による交絡を調整する（排除する）ことが可能です。

喫煙をモデルに加える前に，まずEZRを使って「喫煙を無視した飲酒と肺がんマーカーの関連を調べる解析」を説明します。

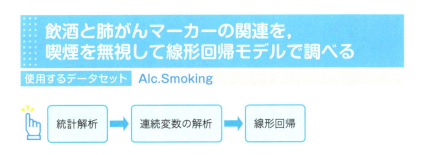

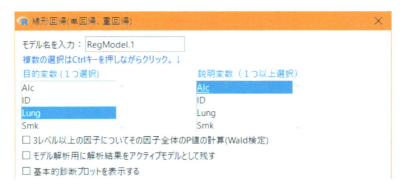

	回帰係数 推定値	95%信頼 区間下限	95%信頼 区間上限	標準誤差	t統計量	P値
(Intercept)	2.95	0.29	5.61	1.27	2.31	0.031
Alc	0.33	0.18	0.47	0.068	4.81	0.0001

　このモデルには飲酒量（Alc）しか説明変数に入っていません。ここまで読み進めてきた皆さんは，この**飲酒量だけを考慮に入れた解析はおそらく間違っている**と思うでしょう。これは**喫煙を無視した解析**で，「飲酒量の多い人では喫煙者が多く，飲酒量が少ない人では喫煙者が少ない」という「背景のずれ」を考慮していない「補正なし」の解析です。

　飲酒量（Alc）のP値は0.0001なので有意差が出ていますね。回帰係数推定値は0.33です。飲酒量が1杯増えると期待される肺がんマーカー値が0.33上昇し，この上昇値が統計的に有意差をもって0とは違う，つまり飲酒量と肺がんマーカーには関連があるといえます。切片（Intercept）は飲酒量が0杯の人の期待される（平均的な）肺がんマーカー値ですが，これは飲酒量と肺がんマーカー値の関連性には直接必要のない値なので，仮に有意差が出ていたとしても無視しましょう。

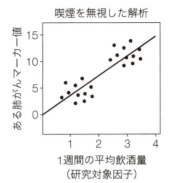

喫煙を無視した解析

　前ページの解析は「飲酒量の多い人は同時に喫煙者が多い」「飲酒量の少ない人は喫煙者も少ない」という背景のずれを無視しています。ここで回帰モデルに喫煙（Smk）を説明変数として入れて、背景のずれを統計的に調整してみましょう。

飲酒と肺がんマーカーの関連を、喫煙を調整して調べる

使用するデータセット　Alc.Smoking

統計解析 → 連続変数の解析 → 線形回帰

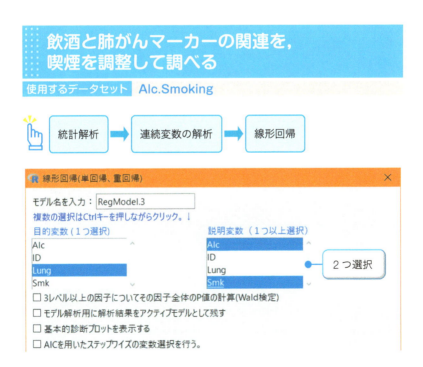

	回帰係数推定値	95%信頼区間下限	95%信頼区間上限	標準誤差	t統計量	P値
(Intercept)	5.00	3.01	6.99	0.95	5.27	4.39e-05
Alc	-0.0068	-0.18	0.16	0.080	-0.085	9.33e-01
Smk	7.00	4.08	9.92	1.39	5.02	7.54e-05

切片（Intercept，α）の回帰係数推定値が 5.00，飲酒の回帰係数推定値（Alc の傾き，β_1）はほぼゼロで，喫煙の回帰係数推定値（Smk の傾き，β_2）が 7.00 です。これを数式で表すと以下のようになります。

> 期待される肺がんマーカー値 $= \alpha + \beta_1 \times$ Alc $+ \beta_2 \times$ Smk
> $= 5 + 0 \times$ Alc $+ 7 \times$ Smk

この式に喫煙者の値（Smk=1）と非喫煙者の値（Smk=0）をそれぞれ代入すると，

> 喫煙者（Smk=1）の場合
>   期待される肺がんマーカー値 $= 5 + 0 \times$ Alc $+ 7 \times 1 = 12$
> 非喫煙者（Smk=0）の場合
>   期待される肺がんマーカー値 $= 5 + 0 \times$ Alc $+ 7 \times 0 = 5$

となります。喫煙者を表す（Smk=1）では Y = 12 となり，これは喫煙者の肺がんマーカーの平均値と一致しました。非喫煙者を表す（Smk=0）では Y = 5 となり，これは非喫煙者の肺がんマーカーの平均値と等しくなります。これを図で表すと次のようになります。

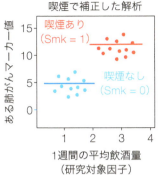

上の図は，肺がんマーカーをアウトカム，説明変数として飲酒量（Alc）と喫煙の有無（Smk）の両方を同時に線形回帰モデルに入れた結果を表しています。モデルに Smk の変数を加えることで，飲酒と肺がんマーカーの関連を表す回帰直線の傾きがゼロ（直線が水平）になっていますね。これにより，飲酒と肺がんマーカーの関連を喫煙者と非喫煙者で別々に見たサブグループ解析の結果と等しくなったことがわかります。なんと，**説明変数に喫煙を加えることで，多変量回帰モデルでサブグループ解析を行ったのと同じような解析ができるんです。**

　喫煙を無視した p.118 の解析では，飲酒の効果を表す回帰係数推定値は 0.33（P=0.0001）で，飲酒と肺がんマーカーは有意差があると出ましたが，喫煙を説明変数としてモデルに投入すると，回帰係数推定値 = -0.0068 とほぼ 0 となりました。P 値はこの傾きがゼロかどうかを検定するので，P 値= 0.9 となって有意差はもちろん出ていません。Smk の回帰係数推定値は 7.00 と，喫煙者（Smk=1）の肺がんマーカーの平均値は非喫煙者（Smk=0）と比べ 7.00 高いことを示しています。P 値= 0.000075 から，喫煙の影響は統計的に有意であることがわかりました。

　喫煙の変数をモデルに同時に投入することによって，喫煙による肺がんマーカー値の上昇を計算し，それを喫煙に付随する β_2 の回帰係数

によって数値化することにより，喫煙者は非喫煙者に比べてβ_2の分だけ飲酒量に関わらず肺がんマーカー値を高く設定することが可能になりました．

　喫煙を考慮に入れない解析では，飲酒量の多い人ほど喫煙者が多いことを無視して解析しています．これでは喫煙の効果と飲酒の効果が絡み合ってしまい，飲酒量と肺がんマーカーの関連を間違って解析してしまいます．一方，喫煙による影響をβ_2を使って数値化することにより，喫煙者は全員β_2の値の分だけ肺がんマーカー値を大きくしたうえで飲酒と肺がんマーカーの関連性を調べると，飲酒量の増加によって肺がんマーカー値は上昇しないことがわかりました．

　いいかえれば，**喫煙が肺がんマーカー値に及ぼす影響を数値化しそれを差し引いたうえで，飲酒と肺がんマーカー値との関連を調べた**ことにほかなりません．

　喫煙する・しないでサブグループ解析をすると，喫煙者のみ・非喫煙者のみで飲酒と肺がんマーカーとの関連を見るので，それぞれのサブグループ解析では症例数が半減してしまいますが，**多変量解析で喫煙を調整するときには全員のデータが使えるので，統計的有意差は断然出やすくなります**（今回は飲酒と肺がんマーカーにはそもそも相関がないという設定だったので，飲酒と肺がんマーカーの間には相関は出ませんでしたが）．

　このように多変量回帰モデルを用いると，データを喫煙者・非喫煙者に分けて解析しなくても，説明変数に研究対象因子（飲酒あり・なし）に加えて交絡因子（喫煙あり・なし）を加えることで交絡を調整でき，正しく効果を解析することが可能です．

患者さんによって薬の効果が変わる？インターアクションの解析

「喫煙者では飲酒と肺がんマーカーの間には関連がないが，非喫煙者では関連がある」など，喫煙者と非喫煙者の間で飲酒と肺がんマーカー値の関係が違うような場合があります。

そんなときでも，ただ単に喫煙をモデルに**足し算の形**で説明変数として投入するだけでは，喫煙者と非喫煙者の間で飲酒と肺がんマーカー値の関係が違うことを表すことはできません。次の図で説明します。

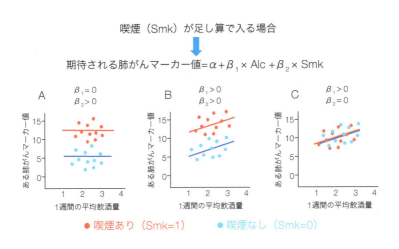

飲酒（Alc）の回帰係数推定値 β_1 がゼロで喫煙（Smk）の推定値 β_2 がゼロより大きい場合は A のような図になり，β_1 と β_2 がともにゼロより大きい場合は B に，β_1 がゼロより大きいけれど β_2 がゼロの場合は C のような図になります。どの場合でも，飲酒量を表す Alc の回帰係数推定値は喫煙ありも喫煙なしの群でも同じなので，**喫煙者の間でも非喫煙者の間でも飲酒による肺がんマーカーへの影響は強制的に同じになってしまいます。**

インターアクションとは

次の図では，非喫煙者の最小2乗直線の傾きが喫煙者より大きいため，飲酒と肺がんマーカーの関連性が非喫煙者の方が強そうです。

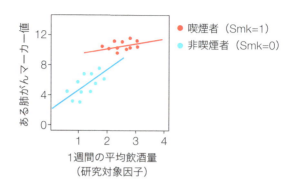

このように，喫煙しているかどうかのような患者背景によって研究対象因子（この例では飲酒）の影響が変わることを「**インターアクションが起こっている**」といいます。インターアクションは医学のあらゆる場面で起こります。以下に例を挙げます。

インターアクションの例

例1．ある薬剤は大人には効果があるが子供には害になる。

例2．納豆はワルファリンの効果を抑制するので，納豆を食べないとワルファリンは効くが，食べると効かない。

例3．アルコールはハルシオンなどの睡眠導入剤の効果を増強させてしまうので，お酒を飲むと睡眠導入剤の効果がより強く出る。

例4．特定遺伝子をもった人の方がよく効くが，もたない人には効かない薬剤がある。

インターアクションの例は上げればきりがないのですが，医学の世

界で「患者さんの状態や食べ物など生活習慣によって治療の効果が違う」ことがかなり重要な情報となるのは一目瞭然です。したがって，**解析でこの効果の違いに注目することはとても大切**なのです。

このように，研究対象因子とアウトカムの関連が患者さんによって変わるような場合は，**背景因子をそのまま回帰モデルに説明変数として投入すると，その違いがわからなくなってしまう**ので，解析にはちょっとした工夫が必要になります。それがインターアクション解析です。

ちょっと待ってください！ p.123の式では喫煙者で見ても非喫煙者で見ても飲酒と肺がんマーカー値の関係は「傾きゼロ」で表わされるので，両者同じことになりませんか？ 飲酒と肺がんマーカー値との関連が喫煙状態で違うときはどうしたらよいのでしょうか？

とてもよい質問ですね。飲酒と肺がんマーカー値との関連が喫煙状態で違うときは，喫煙状態を表す変数をモデルに今のように**足し算**の形で入れるだけでは違いを表すことはできません。その場合は喫煙と飲酒の**かけ算**の項をモデルに入れたインターアクション解析を行うことが重要です。

喫煙状態で別々に見た飲酒と肺がんマーカーの関連が変わる場合（インターアクションの解析）

前ページの図をもう一度見てください。喫煙者の間では飲酒と肺がんマーカー値は関連が弱い一方，非喫煙者の間では関連が強いことを示しています。

喫煙を交絡因子として背景調整するためには，線形回帰モデルに説明変数としてそのまま投入するだけで十分でしたが，p.123の図で表したように，喫煙の変数をそのままモデルに説明変数として投入するだけでは飲酒と肺がんマーカーの関連を表す傾きが喫煙者も非喫煙者も同じになってしまいます。**両者が異なることを示したい場合は，喫煙を表す変数と，飲酒を表す変数に加えて，両者のかけ算の項を線形回帰モデルの説明変数として投入する必要があります。**

期待される肺がんマーカー値
　$= \alpha + \beta_1 \times \text{Alc} + \beta_2 \times \text{Smk} + \beta_3 \times \text{Smk} \times \text{Alc}$

　β_3 の係数は，喫煙（Smk）と飲酒（Alc）を**かけ算**したもの（インターアクションの項）を3つ目の説明変数としてモデルに加えた場合の回帰係数推定値です。この β_3 の説明をする前に，まずEZRを用いて線形回帰モデルにこのインターアクションの項を加えた解析を行いましょう。

飲酒と肺がんの関連が喫煙の有無で変わるインターアクションの解析を線形回帰モデルを用いて行う

使用するデータセット Alc.Smoking.int

標準メニュー → 統計量 → モデルへの適合 → 線形モデル

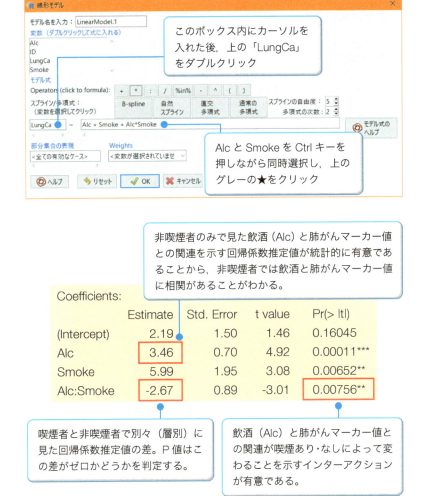

　ここでは小数点第2位を四捨五入して以下とします。下の①の式に $\alpha = 2.2$，$\beta_1 = 3.5$，$\beta_2 = 6.0$，$\beta_3 = -2.7$ を代入すると，②のように表せます。

> 期待される肺がんマーカー値
> 　　$= α + β_1 × \text{Alc} + β_2 × \text{Smk} + β_3 × \text{Smk} × \text{Alc}$ ……①
> 　　$= 2.2 + 3.5 × \text{Alc} + 6.0 × \text{Smk} - 2.7 × \text{Smk} × \text{Alc}$ …②
>
> 喫煙者（Smk=1）の場合
> 　　$= 2.2 + 3.5 × \text{Alc} + 6.0 × 1 - 2.7 × 1 × \text{Alc}$
> 　　$= (2.2 + 6.0) + (3.5 - 2.7) × \text{Alc}$
> 　　$= 8.2 + 0.8\,\text{Alc}$
>
> 非喫煙者（Smk=0）の場合
> 　　$= 2.2 + 3.5 × \text{Alc} + 6.0 × 0 - 2.7 × 0 × \text{Alc}$
> 　　$= 2.2 + 3.5\,\text{Alc}$

　喫煙者のマーカー値は 8.2 + 0.8 Alc という次ページの赤の直線で表わされ，非喫煙者は 2.2 + 3.5 Alc という青の直線で表わされます。かけ算の項の $β_3$ である -2.7 はこの 2 つの直線の傾きの差となり，その差がゼロかどうかを検定する P 値が有意かどうかで喫煙状態によって飲酒の影響が変わる（インターアクションがある）ことがわかります。この場合，インターアクションを示す P 値が 0.00756 となったので，統計的に有意であることがわかりました。これにより，喫煙者と非喫煙者で飲酒の肺がんマーカーに及ぼす影響が統計的に有意に異なることが証明されました。

飲酒量（Alc）の効果が喫煙の有無によって変わる。
かけ算の項を入れることでインターアクション解析ができる。

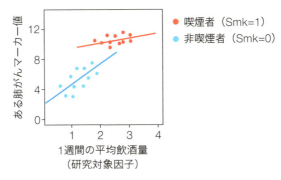

それでは，このインターアクションの解析結果を喫煙者と非喫煙者でデータを分け，飲酒と肺がんマーカー値との関連を調べるサブグループ解析と比べてみましょう。

非喫煙者のみのデータを用いて飲酒と肺がんマーカーの関連性を調べるサブグループ解析

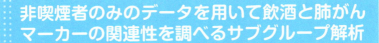

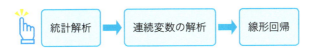

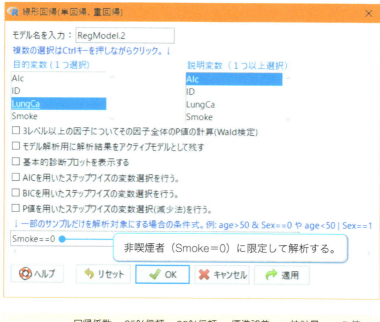

	回帰係数推定値	95%信頼区間下限	95%信頼区間上限	標準誤差	t統計量	P値
(Intercept)	2.19	-0.72	5.10	1.29	1.70	0.12
Alc	3.46	2.09	4.83	0.60	5.72	0.00029

　非喫煙者の間では回帰係数推定値は3.46で，インターアクション解析の飲酒（Alc）の回帰係数推定値に一致しました。これは飲酒1杯につきマーカーの平均値が3.46増加することを意味します。P値＝0.00029（＜0.05）なので，飲酒量とマーカー値には統計的に有意な相関があることがわかりました。

喫煙者のみのデータを用いて飲酒と肺がんマーカーの関連性を調べるサブグループ解析

使用するデータセット Alc.Smoking.int

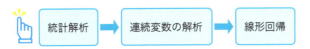

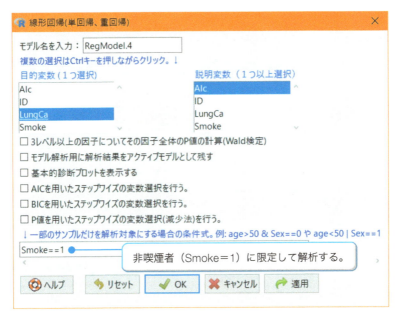

非喫煙者（Smoke＝1）に限定して解析する。

	回帰係数 推定値	95%信頼 区間下限	95%信頼 区間上限	標準誤差	t統計量	P値
(Intercept)	8.18	5.02	11.33	1.40	5.86	0.00024
Alc	0.79	-0.58	2.17	0.61	1.31	0.22

　一方，喫煙者の間では，飲酒（Alc）の回帰係数推定値は0.79でした。これはインターアクションの解析結果である

$$3.46 - 2.67 = 0.79$$

に一致します。

P値＝0.22（＞0.05）のため，飲酒と肺がんマーカー間に相関は確認されませんでした。

	飲酒と肺がんマーカー値の関連を示す回帰係数推定値	P値
喫煙者	0.79	0.22
非喫煙者	3.46	0.00029

　多くの論文では，サブグループで別々に見ただけで解析を終了し，「飲酒と肺がんマーカーの関連は非喫煙者では有意差がなく，喫煙者では有意差が出たので，飲酒の効果は喫煙状態で異なる」と結論づけていますが，これでは不十分です。喫煙者と非喫煙者別々に見た飲酒の回帰係数推定値 0.79 と 3.46 が統計的に有意に異なることを示す必要があります。それがインターアクション解析です。インターアクション解析の飲酒（Alc）と喫煙（Smk）のかけ算の項のP値が統計的に有意であれば，飲酒が肺がんマーカーへ及ぼす効果を表す回帰係数推定値が喫煙者と非喫煙者間で違う（0.79 と 3.46 が違う）ことを示すことができます。サブグループ解析の結果は，必ずインターアクション解析を用いて統計的に検証することが必要です。

6日目

実験室の多変量解析

🔑 本章のキーワード

| 線形回帰モデル | Bonferroni法 | 一元配置の分散分析 |
| 二元配置の分散分析 | インターアクションの解析 | 背景を考慮したデータの張り合わせ方 |

先生，今回はマウスの実験データです。「ある特定の遺伝子をもったマウスの方が新薬の効果が高い」というすごい結果が出たので，国際誌に投稿したところ，査読者にP値が多すぎるのでP値を何倍にも膨らまして報告するよう言われました。そんなことをすると有意差なんて出なくなるんです。助けてください！

まなぶ君，泣くのはまだ早いですよ。必要なP値だけを計算すればいいんです。
解析で本当に見たいのはどこでしょうか？

事前計画のない一元配置の分散分析

　次ページのグラフは，基礎研究の分野で非常によく目にするグラフです。

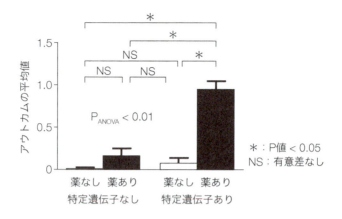

　特定遺伝子をノックアウト（削除）したマウスと遺伝子操作を加えていないマウス間で、ある薬剤の効果を調べました。特定遺伝子があるほど新薬は効くはずなんです。そこで特定遺伝子ありのマウス6匹のうち半数を治療なし群（Group=1），残りのマウスは治療あり群（Group=2）として実験を行いました。特定遺伝子のないマウスでも，半数を治療なし群（Group=3），残りの半数を治療あり群（Group=4）として薬の効果を調べるデータを取りました。この研究に用いられたデータを右に示します。

　特定遺伝子のないマウスで薬の影響を調べるなど，薬あり・なしの2群間でアウトカムの平均値が違うかどうかを調べるには基礎研究の分野ではt検定が非常によく用いられます。前作の「みんなの医療統計 Vol.1」で紹介したように，t検定はアウトカム変数が正規分布に従うときに使えるので，今回のような1群あたりのマウスの数の少ないデータでは本当は使ってはいけないのですが，そこはさて置き，今回はt検定を用いて話を進めていきますね。2日目で紹介したように，t検定は説明変数が「治療あり群・なし群」など2値の変数だけの線形回帰モデルと結果が同じになります（注：厳密には等分散性が成り立っているt検定が線形回帰モデルと一致します）。

ID	Group	Outcome
1	1	0.01
2	1	0.03
3	1	0.15
4	2	0.15
5	2	0.4
6	2	0.3
7	3	0.12
8	3	0.05
9	3	0.11
10	4	1.5
11	4	0.8
12	4	1.2

今回の例のように比較群が2群より多くなると，たとえば，

① 特定遺伝子なし＋薬なし
② 特定遺伝子なし＋薬あり
③ 特定遺伝子あり＋薬なし
④ 特定遺伝子あり＋薬あり

のように4つの比較群が出てくると，①対②，①対③，①対④，②対③，②対④，③対④など2つずつを比べる対比較ではt検定は6回行えることになります．それぞれのt検定につき1つのP値，合計6個のP値が計算され，それぞれのP値は5%の有意水準と比較され統計的に有意差があるかどうかを議論されるわけです．P値とはそもそも「まったくグループ間に差がないときに，たまたまランダムに集めてきたデータで観測された差，またはそれ以上の差が観測される確率」です．つまり「P値が0.05未満であれば有意差があるといっていいよ」というのは，その間違いが5%未満なら，おそらく偶然に差が出たの

ではなく，グループ間には最初から差があったのだろう，仮にまぐれでこんな差が出たとしても間違いの確率が5％くらいなら許してあげてもいいよ，ということなんです．

見すぎによる出すぎ
多重性によるP値の補正：Bonferroni法

それではP値が6回も計算されて，間違いの確率であるP値をそれぞれ5％で有意差を見たならば，6回行った対比較の少なくとも1つで間違って差が出る確率は，5％の6倍ほど（約30％）になります．つまり，約30％の確率でまったく関連がないものを間違って関連あり（差がある）といってしまうということなんです．私はこれを「(P値の）見すぎによる（有意差の）出すぎ，下手な鉄砲も数うちゃ当たる」とよんでいます．このような「見すぎによる出すぎ」を防ぐために，通常行った比較の数（計算したP値の数）でそれぞれのP値をかけて，何倍にも膨らませるといった**「多重性の補正」**とよばれる方法が用いられます．この多重性の補正は分散分析を行うと自動的にEZRが行ってくれます（注：多重性の補正には数多くの方法がありますが，ここではBonferroni法を用いた補正について話しています）．

一元配置の分散分析を行う

使用するデータセット Mouse

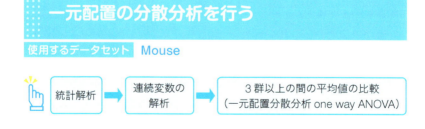

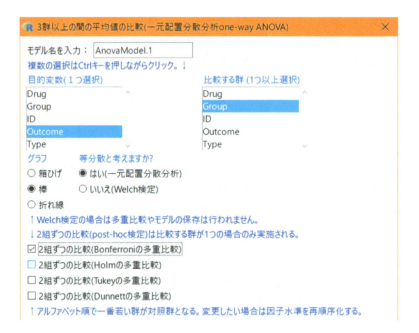

　一元配置の分散分析は2つのステップで行われます。

ステップ1　すべてのグループの平均が統計的に同じかどうか検定を
　　　　　行う

　ステップ1の分散分析によるP値が0.05未満の場合（有意差が出た場合），少なくとも4つのうち1つのグループの平均が他の1つと違うことがわかります。

	平均	標準偏差	P値
Group=1	0.063	0.076	0.00032
Group=2	0.283	0.126	
Group=3	0.093	0.038	
Group=4	1.17	0.35	

ステップ2　ステップ1の分散分析で有意差が出た場合のみ，2つの
　　　　　グループを比べる解析（対比較）を行う

この解析はグループ1とグループ2，グループ3とグループ4のようにそれぞれ2つのグループの平均を比べるt検定を行ったと理解すればよいのですが，違うのは，（Bonferroni）を選択すると，t検定で得られたP値を，行った対比較の数（6回）で掛け，6倍したものが結果として示されます。

	1	2	3
2	1.00	–	–
3	1.00	1.00	–
4	0.00063	0.0029	0.00077

P value adjustment method: bonferroni

上の結果から，グループ1と2，グループ2と3，グループ1と3の平均を比べると，P値は1.00となりました。実際に6倍したP値は1を超えたと考えられますが，P値とは確率なので，1.0を超えることはなく，1.0と置き換えられます。

グループ1と4，グループ2と4，グループ3と4の間で有意差が確認されました。

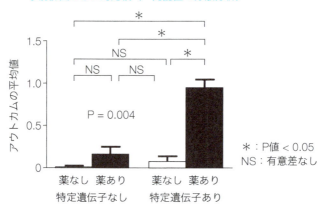

前ページの結果でみると，グループ1と4，2と4，3と4のように，多重性の補正の後有意差が確認された（P値＜0.05）対比較がありましたが，まなぶ君の例のように，6倍すると有意差が全部消えてしまうこともよくあります。この時点で，まなぶ君のように「有意差が出なくなってしまって困った」と統計専門家の門をたたく人が非常に多いのです。

なぜP値は6倍されてしまったのか？見すぎのペナルティー

　図のPost-hocとは「事後の，後づけの」という意味です。何が後づけかって？　それは研究仮説が後づけという意味なんです。Post-hoc解析とはいいかえれば，**仮説のない，手当たり次第，出たとこ勝負の解析**」という意味で，研究者としては何とも不名誉な名前がつけられています。分散分析を選択し，対比較をするとコンピュータが勝手に考えられうる6通りの対比較を手当たり次第に行ったのです。「勝手に」です。そうなんです。これが問題なのです。

　コンピュータが勝手にすべての考えられる対比較（2組ずつの比較）を行ったわけで，ここには研究者の意図は働いていません。グループが4つあれば全部で6個の対比較，グループが5個に増えれば全部で10個，グループが6個に増えれば全部で15個と，対比較の数はどんどん増えていきます。それに伴って手当たり次第に解析する結果，計算されるP値が増えていきます。「仮説がなく，とにかく手当たり次第の解析」の結果，まぐれで有意差が出てしまうというわけです。このようなでたらめな解析は許しがたいということで，**Post-hoc解析では，まぐれで有意差が間違って出ないように，計算したP値の数が多ければ多いほどペナルティーを厳しくとるというわけです**。手当たり次第の解析は「Pハッキング」「チェリーピック」などとよばれ，最近

はレビュアーもかなり厳しくチェックをしているようです（p.107 参照）。

このようなペナルティーを事前に防ぐために，どの解析に対してP値を計算するべきか，データ解析に入る前，できれば研究計画を立てる時点で絞り込むことが大切です。よーく考えてください。**そもそも6回の対比較を行う必要があったのでしょうか？** まなぶ君の行うべき解析は一体何だったのでしょうか。

事前計画された解析：サブグループ解析

まなぶ君は一体何をやりたかったのでしょうか。冒頭の言葉を思い出してみましょう。

ある特定の遺伝子をもったマウスの方が（遺伝子をもたないマウスより）新薬の効果が高いという，すごい結果が出たんです！

新薬の効果を何で示すのかというと，薬あり群と薬なし群で比べたアウトカムの平均値が有意差をもって違うということですね。特定遺伝子のないマウスのみで薬ありと薬なしの群で比べたアウトカムの平均には差がなく，特定遺伝子のあるマウスのみで薬ありと薬なしの群で比べたアウトカムの平均には差があったことを示せば，遺伝子の有無によって薬の効き方が違うことがいえますね。つまり，図中の赤と青で示した群間差が統計的に有意に違うことをいえばいいのです。

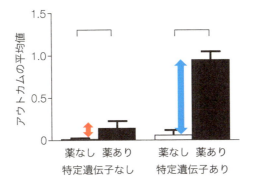

それではまず，特定遺伝子のないマウスだけを使って薬あり・なし群の群間差を調べてみましょう。t 検定を線形回帰モデルを用いて行います（もちろんこれは t 検定を使ってもかまいません）。EZR では「Type==0」と指定することによって，解析データを特定遺伝子のないマウスに限定することができます。

特定遺伝子のないマウスだけを使って線形回帰分析を行い，薬の効果を調べる

使用するデータセット 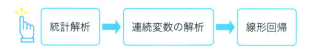Mouse

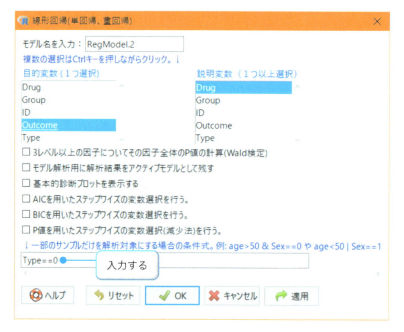

	回帰係数 推定値	95%信頼 区間下限	95%信頼 区間上限	標準誤差	t統計量	P値
(Intercept)	0.063	-0.10	0.23	0.060	1.06	0.35
Drug	0.22	-0.015	0.46	0.085	2.59	0.06

　P値が0.06だったので特定遺伝子のないマウスでは薬剤あり・なしでアウトカムの平均値には有意差がありませんでした。

　次に，特定遺伝子ありのマウスで薬あり・なしでアウトカムを比べます。

特定遺伝子ありのマウスだけを使って線形回帰分析を行い，薬の効果を調べる

使用するデータセット **Mouse**

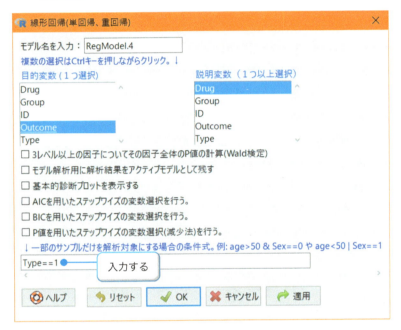

	回帰係数 推定値	95%信頼 区間下限	95%信頼 区間上限	標準誤差	t統計量	P値
(Intercept)	0.093	-0.31	0.49	0.14	0.65	0.55
Drug	1.07	0.51	1.64	0.20	5.26	0.01

　特定遺伝子ありのマウスでは薬あり・なしによってアウトカムの平均値に有意差が確認されました（P値= 0.01）。この結果をグラフに示すと以下のようになりました。

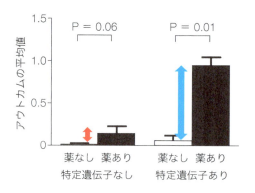

　これで最初に6個あったP値が2個に減りましたね。これでよいのでしょうか。実はこれはまだ正解ではないんです。片方で**有意差が出て，もう片方で出なかった，だから薬の効果が特定遺伝子があるかないかで変わるということはできません。**なぜかって？　別のデータで作成した次ページの図を見てください。特定遺伝子なしのマウスでは有意差が出ず，遺伝子ありのマウスでは有意差があったのですが，実際には赤で表された特定遺伝子なしのマウスで比べた薬剤あり・なしの群間差（⇔）と，青で表された特定遺伝子ありのマウスで比べた薬剤あり・なしの群間差（⇔）が違うのかどうかを調べなくてはならないのです。片方が有意差あり，片方がなしという結果になっていますが，特定遺伝子なしの薬あり・なし間のアウトカムの差分（⇔）と特定遺伝子ありのマウスでみた薬あり・なし間のアウトカムの差分（⇔）はほとんど同じに見えませんか？　片方が有意差なし，片方が有意差ありというだけでは，⇔と⇔が有意差をもって違うとはいえそうにありませんね。

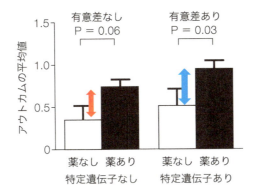

事前計画された解析：二元配置の分散分析

　特定遺伝子なしのマウスで比べた群間差（⇔）と青で表された群間差（⇔）が違うかどうかを見るにはインターアクションの解析を用います。これは二元配置の分散分析（2 ウェイ ANOVA）とよばれる回帰分析で行うことができます。これは p.126 の式で表されたように**線形回帰モデルの説明変数に「特定遺伝子あり・なし」を表す変数と，「薬あり・なし」を表す変数の 2 つの変数とそのかけ算の項が説明変数として入る場合**を指します。一元配置か二元配置かは，線形回帰モデルに入れる説明変数の数で決まります。説明変数が 1 つの場合は一元配置の分散分析です。

　以下のデータセットをご覧ください。

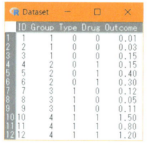

データセット：Mouse

　二元配置の分散分析では，説明変数に Type と Drug を使います。一元配置の分散分析では Group の変数を用いました。二元配置の分散分析では Group=1 のマウスは「特定遺伝子なしで薬もなし」なので「Type=0, Drug=0」として表わされ，同様に Group=2 のマウスは「Type=0, Drug=1」，Group=3 のマウスは「Type=1, Drug=0」，Group＝4 のマウスは「Type=1, Drug=1」として表すことができます。

　二元配置の分散分析には Drug と Type の 2 つの変数がモデルに入るほか，その 2 つの変数のかけ算の項も変数に入ります。このかけ算の項をまず作成しましょう。

遺伝子あり・なし（Type）と薬あり・なし（Drug）をかけ算した項を作る

使用するデータセット Mouse

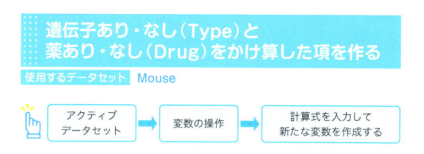

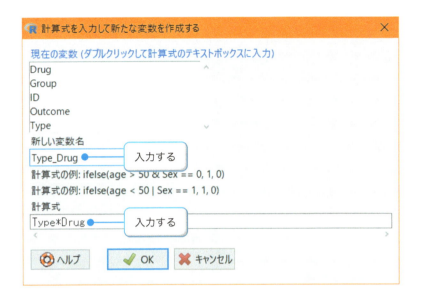

　かけ算して作られた「Type_Drug」という新しい変数は，以下のように作成されました（「表示」を押すと出てきます）。一番右の列で，TypeとDrugの両方が1の組み合わせは「Type_Drug=1」，それ以外は「Type_Drug=0」となります。

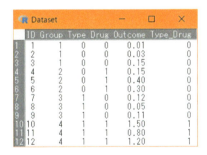

　次に，このかけ算の項を用いながら線形回帰による解析を行います。

二元配置の分散分析を行い，薬の効果が遺伝子あり群と遺伝子なし群で違うかどうかを調べる

使用するデータセット **Mouse**

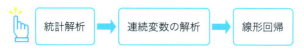

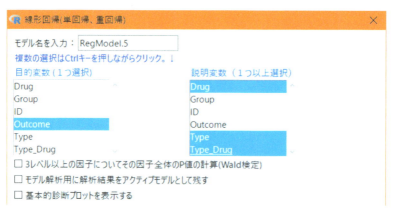

	回帰係数推定値	95%信頼区間下限	95%信頼区間上限	標準誤差	t統計量	P値
(Intercept)	0.06	-0.19	0.32	0.11	0.57	0.58
Drug	0.22	-0.14	0.58	0.16	1.41	0.20
Type	0.03	-0.33	0.39	0.16	0.19	0.85
Type_Drug	0.85	0.34	1.36	0.22	3.86	0.005

インターアクションの項の意味

　このモデルは切片が 0.06 で，それぞれの変数に対する回帰係数推定値は 0.22，0.03，0.85 となりました．これを数式で表すと以下のようになります．

> アウトカムの平均値
> 　　= 0.06 + 0.22 × Drug + 0.03 × Type + 0.85
> 　　　× Type_Drug

それぞれの回帰係数の意味は，Type と Drug の変数に数字を入れていけばわかります。

アウトカムの平均値 = 0.06 + 0.22 × [　] + 0.03 × [　] + 0.85 × [　] × [　]
　　　　　　　　　　　　　　　　　薬　　　　　　遺伝子　　　　　遺伝子　　薬
　　　　　　　　　　　　　　　　あり＝1　　　　あり＝1　　　　あり＝1　　あり＝1
　　　　　　　　　　　　　　　　なし＝0　　　　なし＝0　　　　なし＝0　　なし＝0

> グループ1：薬なし（Drug=0），特定遺伝子なし（Type=0）
> アウトカムの平均値
> 　　= 0.06 + 0.22 × 0 + 0.03 × 0 + 0.85 × 0 × 0
> 　　= 0.06
>
> グループ2：薬あり（Drug=1），特定遺伝子なし（Type=0）
> アウトカムの平均値
> 　　= 0.06 + 0.22 × 1 + 0.03 × 0 + 0.85 × 0 × 1
> 　　= 0.06 + 0.22
>
> グループ3：薬なし（Drug=0），特定遺伝子あり（Type=1）
> アウトカムの平均値
> 　　= 0.06 + 0.22 × 0 + 0.03 × 1 + 0.85 × 1 × 0
> 　　= 0.06 + 0.03
>
> グループ4：薬あり（Drug=1），特定遺伝子あり（Type=1）

アウトカムの平均値
　= 0.06 + 0.22 × 1 + 0.03 × 1 + 0.85 × 1 × 1
　= 0.06 + 0.22 + 0.03 + 0.85

それぞれのグループのアウトカムの平均値は以下のようになります。
グループ1（薬なし，遺伝子なし）　0.06
グループ2（薬あり，遺伝子なし）　0.06 + 0.22
グループ3（薬なし，遺伝子あり）　0.06 + 0.03
グループ4（薬あり，遺伝子あり）　0.06 + 0.22 + 0.03 + 0.85

以上から，それぞれの回帰係数の意味は以下のようになります。

■　切片（Intercept）の 0.06 は特定遺伝子のないマウスで薬なしの群（Drug=0, Type=0）のアウトカムの平均値

■　青で表された Drug に対する回帰係数の 0.22 はグループ2からグループ1を引いたもの，つまり特定遺伝子のないマウスの薬の効果（⇔）

■　赤で表された Type に対する回帰係数 0.03 はグループ3からグループ1を引いたもの，つまり薬なしのマウスで見た特定遺伝子あり・なしの群のアウトカムの差を示しています。

■　遺伝子ありのマウスでみた薬あり・なし群のアウトカムの差は 0.06 + 0.22 + 0.03 + 0.85 から 0.06 + 0.03 を引けばいいので，⇔ は 0.22 + 0.85 となります。つまり緑で表わされた Type_Drug の回帰係数 0.85 は，遺伝子ありのマウスでみた薬の効果 0.22 + 0.85（⇔）から遺伝子なしのマウスでみた薬の効果（⇔）を引いたものです。つまり，**緑で示された Type_Drug の回帰係数がゼロではないことを示せれば，まなぶ君のいっていた「ある特定の遺伝子をもったマウスの方が（遺伝子をもたないマウスより）新薬の効果が高い」ということに**

エビデンスが示せるんです。

それには Type_Drug のインターアクション（かけ算）の項の回帰係数がゼロかどうかを調べる P 値がそのまま使えます。P=0.005 より，**ある特定の遺伝子をもったマウスは（遺伝子をもたないマウスに比べて）新薬の効果（薬ありなしの群のアウトカムの平均の差）が有意差をもって高いことがわかりました。**

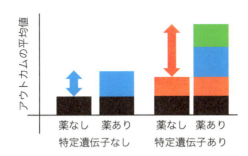

一元配置の分散分析ではなく二元配置の分散分析を使う方がよい

つまり，**この解析で一番必要な P 値は二元配置の分散分析による Type と Drug をかけた項の P 値だったのです。**最初のまなぶ君が計算した 6 個の P 値はいずれも必要なかったわけですね。

このインターアクションの解析を知っていれば，P 値を手当たり次第に計算する必要はなく，論文には必要な P 値のみを示せばよいだけなので，Bonferroni のような多重性による P 値の補正は行わなくてもよくなるわけです。これは 5 日目でも学びましたが，かけ算の項の P 値が統計的に有意であった場合，**「Type と Drug はインターアクションの関係にある」**，いいかえれば**「Drug の効果は Type によって変わる」**ということができます。英語ではインターアクションのことを effect modification ともよんでいます。まさに，Drug の Effect が Type によって変わるという意味です。

EZRで行う通常の線形回帰を用いた解析ではp.146でお見せしたように，わざわざ事前にかけ算の項を作る必要がありましたが，これは面倒くさい（私もその1人です）という方は，以下の方法を使いましょう。Rコマンダーの「標準メニュー」から線形回帰モデルによる解析を行ってみましょう。

かけ算の項を事前に作らずに線形回帰モデルを用いてインターアクションの解析を行う

使用するデータセット　Mouse

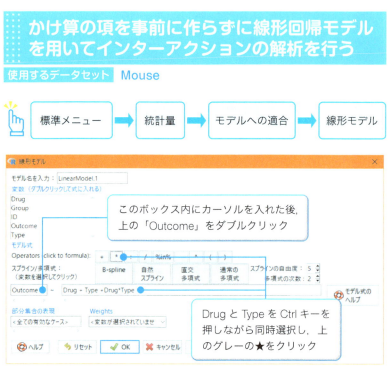

	Estimate	Std. Error	t value	Pr(>|t|)
(Intercept)	0.063	0.11	0.57	0.58
Drug	0.22	0.16	1.41	0.20
Type	0.03	0.16	0.19	0.85
Drug:Type	0.85	0.22	3.86	0.005**

かけ算の項のない二元配置の分散分析：背景の違いを考慮したデータの張り合わせ

先の二元配置の分散分析でかけ算の項で有意差が確認されなかった場合，また最初から治療の効果を遺伝子のありなしで分けて調べる必要のない場合には，**かけ算の項を入れない二元配置の分散分析が有効です．**

以下のデータでは，特定遺伝子のないマウスのみで薬の効果をみるとP値が0.12で，特定遺伝子のあるマウスで薬の効果をみるとP値は0.23でした．症例数が各群10匹のマウスでは少し足りなかったようで，残念ながら有意差は確認できませんでした．

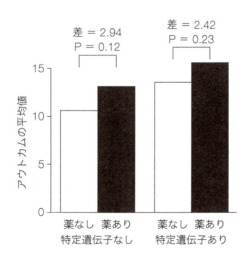

このような場合，実際の薬あり・なしの群間差は遺伝子あり群で2.94，なし群では2.42とそれほど変わらないため，薬は遺伝子の有無にかかわらず効果がありそうだと思いませんか？　しかし，遺伝子ありなしで別々に解析を行うと，各群の症例数が小さくなり有意差は確認できませんでした．

それぞれのマウス群で別々にみた「薬剤あり・なし群」のアウトカムの差である2.94と2.42が臨床的に意味がある差であれば，あとは症例数を十分大きくとることができれば統計的有意差は示せるはずですね。それには「遺伝子あり・なし」を無視して「薬あり群20匹，なし群20匹」のマウスでt検定をやってみたらどうでしょうか。

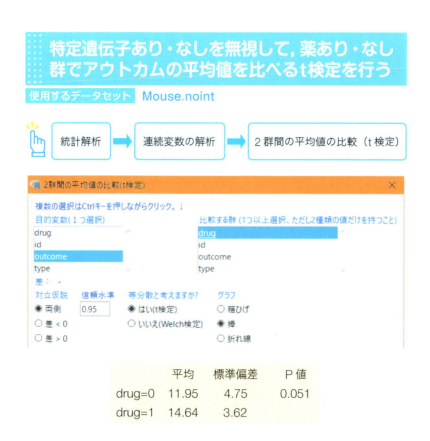

　「薬あり・なし群」のアウトカムの差も計算したいので，t検定を線形回帰モデルでやり直してみましょう。

前ページのt検定を線形回帰で行う

使用するデータセット **Mouse.noint**

 統計解析 → 連続変数の解析 → 線形回帰

線形回帰(単回帰、重回帰)

モデル名を入力： RegModel.1
複数の選択はCtrlキーを押しながらクリック。↓

目的変数（1つ選択）
drug
id
outcome
type

説明変数（1つ以上選択）
drug
id
outcome
type

☐ 3レベル以上の因子についてその因子全体のP値の計算(Wald検定)
☐ モデル解析用に解析結果をアクティブモデルとして残す

	回帰係数推定値	95%信頼区間下限	95%信頼区間上限	標準誤差	t統計量	P値
(Intercept)	11.95	10.043	13.86	0.94	12.67	3.22e-15
drug	2.68	-0.016	5.39	1.33	2.01	0.051

症例数が10匹対10匹から20匹対20匹の比較になったからP値はよくなったけど，もうちょっと足りないなあ。
そもそも遺伝子による影響があるみたいなんだけど，そこを無視していいんでしょうか？
遺伝子の影響を考慮したうえで，薬の効果を遺伝子ありなしのデータを合わせて見られないものかなあ？

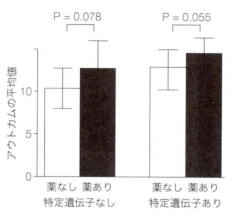

もちろんできます！多変量解析でできないことはないんです！

　上の図では，特定遺伝子ありのマウスのみで見た場合と特定遺伝子なしのマウスで見た場合のどちらにおいても，薬あり・なし群のアウトカムの平均値の差で表わされる薬の効果はほぼ同じ（違いがあっても誤差はない）といえますね。この場合，遺伝子あり・なしの群別々に薬の効果を見るよりも，遺伝子の効果を除いたうえで遺伝子あり・なし群のすべてのデータを合わせて解析することをデータの張り合わせ（pooling）とよんでいます。

　データの張り合わせには，二元配置分散分析のかけ算の項を外して2つの変数を足し算で入れると，簡単に，遺伝子あり・なしの影響を数学的に考慮して，それを差し引いたうえで薬あり・なしの効果を見ることができるんです。

特定遺伝子あり・なしで調べた薬の効果を張り合わせるため，かけ算の項を省いて二元配置の分散分析を行う

使用するデータセット Mouse.noint

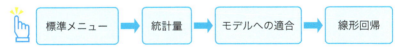

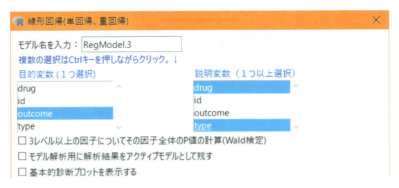

二元配置の分散分析で薬（drug）と遺伝子（type）を足し算で入れると「薬あり・なし群」の間で有意差が確認されました（P=0.045）。回帰係数推定値は2.68です．これは**「遺伝子なし」だけで見た「薬あり・なし」の群間差の2.94と「遺伝子あり」だけで見た「薬あり・なし」の群間差の2.42のちょうど中間の値になります．**

背景の違いを考慮するとデータのばらつきを減らせる

ちょっと待ってください！　遺伝子を無視した（モデルに入れなかった）解析と考慮した（モデルに入れた）解析では，薬の効果を示

すdrugの変数の回帰係数推定値は2.68と変わりませんでした。なのにP値は0.045で，p.155のdrugのP値0.051と違いますね。どうしてでしょうか？

　これは遺伝子による違いを無視した解析では，無視したことによって，遺伝子ありなしの群間差（遺伝子の影響）がデータのばらつきとして解析に残り，そのせいでP値を膨らませることになってしまったからです。回帰係数推定値の横にある標準誤差を見ると，遺伝子をモデルに入れず無視した解析では1.33，モデルに入れ考慮した解析では1.30と，データのばらつきが小さくなっていることがわかりますね。

　薬の影響を調べるときに同時に遺伝子の影響も多変量回帰モデルに入れてモデル化することで，遺伝子の影響を数学的に計算して，薬の影響を調べるときには，それをノイズから切り分けて考えることによって解析の精度がよくなったと考えられます。

インターアクションの項のない二元配置分散分析の結果のパターン

　遺伝子（type）＋薬（drug）の足し算を説明変数に入れた場合の，薬の影響と遺伝子の影響を見た二元配置分散分析の結果のパターンを見てみましょう。

　Aは，遺伝子も薬もどちらの効果も統計的有意差が確認されなかったことから，4つのグループの平均はすべて差がないと考えられます。

　Bは薬の効果がなく，遺伝子の効果があったことから，遺伝子ありのマウスでも遺伝子なしのマウスでも薬あり・なしの群で平均に差がないと考えられます。

　Cは遺伝子の効果はなかったものの，薬の効果があったことから，遺伝子ありのマウスのみでも，遺伝子なしのマウスのみでも，薬のあり・なし群で差が確認されました。

　Dは遺伝子も薬も両方効果があるということなので，遺伝子ありのマウスはなしのマウスに比べて，薬のあり・なしにかかわらずアウト

$$\text{アウトカムの平均値} = \alpha + \beta_1 \times \text{Type} + \beta_2 \times \text{Drug}$$

A. 遺伝子（Type）と薬（Drug）の両方に有意差なし
（$\beta_1 = 0$, $\beta_2 = 0$）

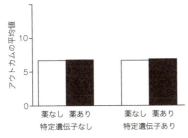

B. 遺伝子（Type）のみ有意差あり
（$\beta_1 > 0$, $\beta_2 = 0$）

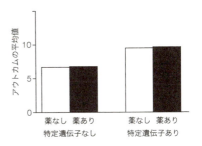

C. 薬（Drug）のみ有意差あり
（$\beta_1 = 0$, $\beta_2 > 0$）

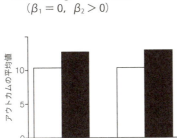

D. 遺伝子（Type）と薬（Drug）の両方に有意差あり
（$\beta_1 > 0$, $\beta_2 > 0$）

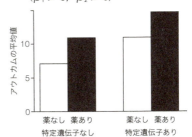

カムの平均が高く，また遺伝子ありのマウス，なしのマウスのどちらにおいても薬ありの群は薬なしの群に比べアウトカムの平均が高いことがわかります。

7日目

オッズ比とロジスティック回帰

本章のキーワード

- オッズ比
- リスク比
- ロジスティック回帰モデル
- オッズ比の補正
- 説明変数の入れ方
- 線形性と非線形性

ここまでは，線形回帰モデルを用いながら多変量回帰分析の基本をマスターしていただきました。7日目は，いよいよオッズ比が登場します。オッズ比を用いた多変量回帰モデルは，論文でもよく用いられる「ロジスティック回帰モデル」です。

説明変数の入れ方，回帰係数の解釈の仕方は，回帰モデルの種類が変わっても同じです。つまり，6日目までの学習で皆さんは多変量解析の8割をマスターしたといっても過言ではありません！

今日は，「疾患あり・なし」のような2値のアウトカムの解析に用いられるロジスティック回帰モデルについて学びましょう。

リスク比とオッズ比

次の図は30人のがん患者さんのデータです。14人が新薬で，16人は標準薬で治療されました。14人の新薬で治療された患者さんのうち8名が残念ながら死亡，同様に16人の標準薬で治療された患者さんの

うち 11 人が死亡してしまいました。

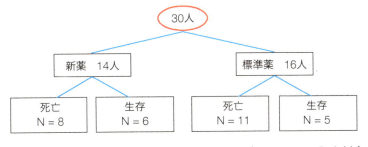

相対リスク（Relative Risk, RR）＝ $\dfrac{新薬群の累積のイベント発症割合}{既存薬群の累積のイベント発症割合}$

$= \dfrac{8 \div 14}{11 \div 16} = \dfrac{0.571}{0.688}$

$= 0.831$

相対リスクとは，単に新薬を投与された群でアウトカム（死亡）の起こった割合を，標準薬の群の死亡割合で割ったものです。この例では，新薬群の死亡割合

$$8 \div 14 = 0.571 \rightarrow 57.1\%$$

を，標準薬群の死亡割合

$$11 \div 16 = 0.688 \rightarrow 68.8\%$$

で割って，相対リスクは以下のようになります。

$$57.1\% \div 68.8\% = 0.831$$

標準薬群の死亡リスクを 1 とするとき，新薬群は 0.831，つまり「新

薬を使うと標準薬よりも 17％死亡リスクが減る」ことがわかります。

通常，**2 値のアウトカムに対する多変量回帰モデルにはロジスティック回帰モデル**が使われます。そしてロジスティック回帰モデルからは研究対象因子とアウトカムの相関を表す指標として**オッズ比**が得られます。

$$\text{オッズ比（Odds Ratio, OR）} = \frac{\text{新薬群の累積のイベントオッズ}}{\text{既存薬群の累積のイベントオッズ}}$$
$$= \frac{8 \div 6}{11 \div 5} = \frac{1.33}{2.2}$$
$$= 0.606$$

リスクは発症割合（イベント数を患者数で割ったもの）で表すことができますが，オッズは「イベントが起こった数」を「イベントが起こらなかった数」で割って得ることができます。たとえば，新薬群の死亡オッズは新薬で治療され死亡した人の数（8）を死亡しなかった人の数（6）で割って得ることができます。オッズ比は新薬群の死亡オッズ（8 ÷ 6）を既存薬群の死亡オッズ（11 ÷ 5）で割って 0.606 と計算することができます。オッズ比は従来「症例対照（ケースコントロール）」研究で用いるために開発されましたが，最近では「症例対照研究」以外の研究でも死亡・生存や疾患あり・なしのような 2 値のアウトカムの解析に用いられています。アウトカムの起こっていない人がアウトカムを発症するまで追跡するようなタイプの研究を「コホート研究」といいます。健常人を対象とした長期的ながんの発症を調べる研究など，アウトカムの**発生頻度の低い研究**では，アウトカムが解析に十分な数だけ発症するまで追跡すると，追跡期間が長くなります。長期追跡を行うことは非常に困難なため，**発生頻度の低いアウトカムの研究**では，「アウトカムの起こっていない人を起こるまで追跡」するのではなく，「アウトカムがすでに起こっている人に優先的に研究に参

加してもらう」という，症例対照研究がよく用いられます。たとえば喫煙が肺がんを引き起こすかどうかを調べる研究で，喫煙者と非喫煙者を長期追跡して何人に肺がんが起こるかを調べるのではなく，「すでに肺がんになっている人 100 人と肺がんでない人 100 人を集め，過去にたばこを吸っていたかどうか調べる」というのが症例対照研究です。

次のシナリオ A で示すように，**発生頻度が小さければオッズ比とリスク比は同じような値になる**ので，オッズ比を用いてリスクが何倍上がったなどと，リスク比に置き換えて解釈することができるのですが，コホート研究のようなアウトカムの発症頻度の高い研究などでオッズ比が用いられる場合は，アウトカムの発生頻度が高くなればなるほど，リスク比とオッズ比の値がかけ離れてくるので，注意が必要です。

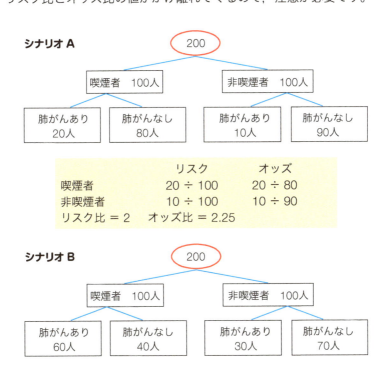

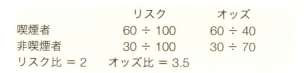

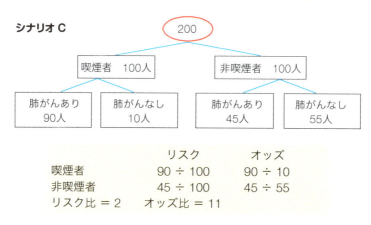

	リスク	オッズ
喫煙者	90 ÷ 100	90 ÷ 10
非喫煙者	45 ÷ 100	45 ÷ 55
リスク比 = 2	オッズ比 = 11	

　喫煙と肺がんの関連があるかないかを見る P 値は，オッズ比の場合もリスク比の場合も，オッズ比やリスク比が相関がないという値「1」と一致するかどうかを評価するので，**統計的有意差の判断は，オッズ比とリスク比のどちらを用いてもアウトカムの発生頻度にかかわらずまったく問題ありません。**

オッズ比を使用するときの注意事項

　しかし，症例対照研究以外（アウトカムの発生頻度の高い研究）で，研究対象因子とアウトカムの間に相関がある場合には，オッズ比とリスク比は違った値をとりはじめるので，注意が必要です。

　たとえばシナリオ A では，喫煙なしのグループで肺がんの発症率が 10％のときのリスク比は 2 でオッズ比は 2.25 ですが，シナリオ C で肺がんの発症率が 45％のときのリスク比が 2 のとき，オッズ比はなんと 11 にも増えています。これをもってリスクは 11 倍になったといっ

てはウソになります。喫煙なしのグループの肺がん発症率は45％ですから，11倍になるというと，喫煙ありのグループの発症率は

$$45\% \times 11 = 495\%$$

になります。これはおかしいですね。ですから，「オッズ比を用いてリスクが何倍になった」というような解釈は避けねばなりません。「リスクが何倍になった」とはいわずに「オッズが何倍になった」と説明します。この例の場合は「オッズが11倍になった」といえばいいわけです。

オッズ比を計算してみよう

使用するデータセット Head_neck_vol2

それではさきほどの30人のがん患者さんの研究例をもとに，オッズ比に注目した研究でなぜ多変量解析が必要になるのか，見ていきましょう。まず，手計算したオッズ比0.606（p.162参照）が統計的に有意かどうか，EZRを使って計算してみます。

> rx：標準薬＝ 0，新薬＝ 1
>
> tsize：ステージ 1 または 2 ＝ 0，ステージ 3 または 4 ＝ 1
>
> survtime：死亡した時間（月数）（死亡者は研究開始から死亡するまでの時間，生存者は最終的に生存が確認されるまでの時間）
>
> status：生存＝ 0，死亡＝ 1
>
> Age：患者の年齢

EZR を用いて P 値を計算します。

分割表を作成して死亡と新薬あり・なしの関連を調べる

使用するデータセット Head_neck_vol2

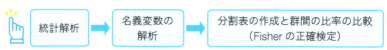

統計解析 → 名義変数の解析 → 分割表の作成と群間の比率の比較（Fisher の正確検定）

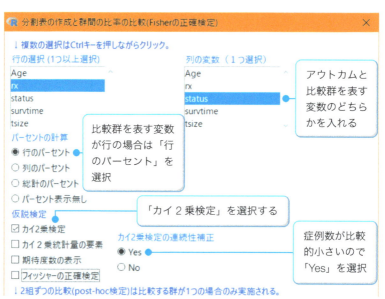

```
        status
rx      0       1           カイ2乗検定のP値
0       5       11          0.781
1       6       8


        status
rx      0       1       Total Count
0       31.2    68.8    100             16
1       42.9    57.1    100             14
```
Pearson's Chi-squared test with Yates' continuity correction
data: .Table
X-squared = 0.077538, df = 1, p-value = 0.7807

　ここではピアソンのカイ2乗検定によるP値が計算され，新薬群の肺がん発症率は57.1%と標準薬群の発症率の68.8%よりも低かったものの，統計的有意差は確認できませんでした。

　カイ2乗検定ではオッズ比は直接計算しません。EZRを用いてオッズ比を計算するにはロジスティック回帰を使います。

ロジスティック回帰モデルを用いてオッズ比を計算する

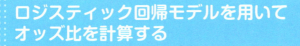
使用するデータセット　Head_neck_vol2

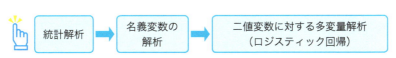
統計解析 → 名義変数の解析 → 二値変数に対する多変量解析（ロジスティック回帰）

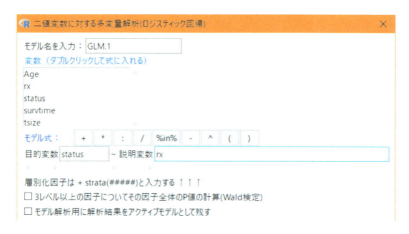

	オッズ比	95%信頼区間下限	95%信頼区間上限	P値
(Intercept)	2.20	0.76	6.33	0.14
rx	0.606	0.14	2.71	0.51

　オッズ比は 0.606 です。さっき手計算で出したものと同じになりましたね。このオッズ比が 1 と違うかどうかを検定した P 値は 0.51（>0.05）でしたので，統計的な有意差は認められませんでした。

背景因子の偏りを調べる

　しかし，ここで解析は終わりません！　新薬群と標準薬群はランダム化割り付けが行われていないので，どんな患者さんが新薬で，また標準薬で治療されていたかを見てみないと，この段階ではまだ新薬の効果はわからないのです。

　この例の 30 人のがん患者さんの背景データを見てみましょう。EZR には**自動で背景表を作成できるとても便利なオプション**があります。

薬剤あり・なし群の間で患者背景を調べる

使用するデータセット Head_neck_vol2

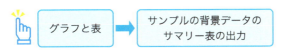

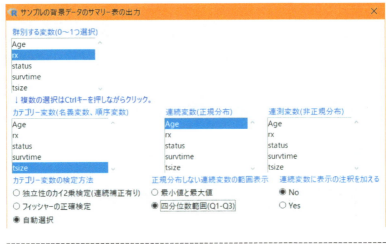

　上の表によると，新薬群14人のうち腫瘍ステージ3または4の人が標準薬群には37.5％（6人），新薬群には64.3％（9人）と新薬群によりがんが進行した人が多いというずれは新薬群にかなり不利に働きそうですね。P値＝0.272と統計的有意差は確認されませんでしたが，有意差のあるなしにかかわらず，平均年齢を見ると新薬群が73.1歳，標準薬群が63.6歳とこれも新薬群にかなり不利になりそうです。

5日目で詳しく紹介したように，比較群の背景のずれ（交絡）を多変量解析モデルで帳消しにすることができます。

ロジスティック回帰モデルを用いたオッズ比の背景因子の偏りによるバイアスの調整
　それではロジスティック回帰分析を用いてこの新薬群に不利な背景因子のずれを調整してみましょう。やり方はいたって簡単！　線形回帰モデルのときと同じく，さきほど行ったロジスティック回帰分析の説明変数に年齢（Age）と腫瘍ステージ（tsize）の変数を加えるだけです。

ロジスティック回帰モデルを用いて背景のずれを調整したオッズ比を計算する

使用するデータセット　Head_neck_vol2

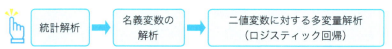

統計解析 → 名義変数の解析 → 二値変数に対する多変量解析（ロジスティック回帰）

モデル名を入力：GLM.2
変数（ダブルクリックして式に入れる）
Age
rx
status
survtime
tsize

モデル式：　+　*　:　/　%in%　-　^　(　)

目的変数　status　　~ 説明変数　rx + Age + tsize

層別化因子は + strata(#####)と入力する ↑ ↑ ↑
☐ 3レベル以上の因子についてその因子全体のP値の計算(Wald検定)
☐ モデル解析用に解析結果をアクティブモデルとして残す
☐ ROC曲線を表示する
☐ 基本的診断プロットを表示する
☐ AICを用いたステップワイズの変数選択を行う

	オッズ比	95%信頼区間下限	95%信頼区間上限	P値
(Intercept)	0.011	7.41e-05	1.55	0.074
rx	0.069	4.46e-03	1.06	0.056
Age	1.08	9.97e-01	1.17	0.060
tsize	16.9	1.34e+00	212.0	0.029

　年齢（Age）と腫瘍サイズ（tsize）を補正した結果，新薬の効果を表すオッズ比は 0.069 でした．これは新薬によって死亡オッズが 93.1% 減ることを示しています．症例数が 30 例しかなかったため，残念ながら統計的有意差には至りませんでした．しかし，背景調整をする前のオッズ比は 0.606 で，新薬に不利な年齢（Age）と腫瘍サイズ（tsize）を補正した結果，死亡オッズが調整前の 39.4% から 93.1% も削減されるとの結論に変わり，効果をより大きな方向に正しく見積もることができました．

タイタニック号の乗客の死亡オッズと年齢の関係を調べる：説明変数が連続変数の場合の解析

　それでは次に，3 日目に用いたタイタニック号のデータをロジスティック回帰モデルを用いて解析してみましょう．タイタニック号の惨事では男性か女性かが運命を分けてしまいましたね．まずは男性と女性別々のデータセット（女性：titanic.female，男性：titanic.male）で解析していきます．女性のみのデータを用いて，タイタニック号に乗船した女性で年齢と死亡の関連を見てみましょう．まずはグラフから始めます．年齢のように連続変数をそのまま下のグラフに用いると，年齢 1 歳ごとの死亡率として，きれいなグラフが得られないので，年齢は 3 日目に作った 10 歳ごとにまとめたものを使います．

年齢を10歳ごとのグループに分けた変数を作成する

使用するデータセット： titanic.female

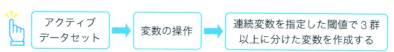

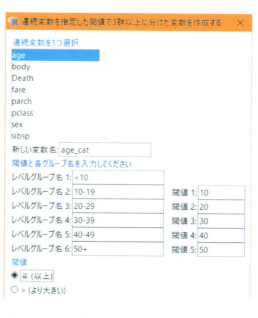

	<10	10-19	20-29	30-39	40-49	50+	<NA>
	38	64	115	86	46	38	78

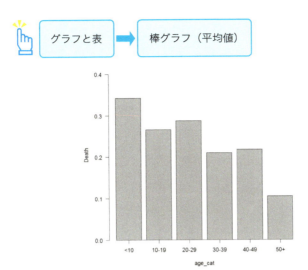

　女性の場合は年齢が上がるにつれて死亡率が下がっています。次に，このデータにロジスティック回帰モデルを用いてオッズ比を計算していきます。まず上のグラフで用いた10代ごとに区切った年齢（age_cat）を因子としてロジスティック回帰モデルに入れてみます。

カテゴリー変数の年齢と死亡オッズの関連を調べる

使用するデータセット　titanic.female

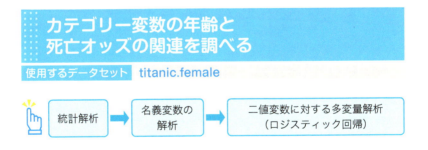

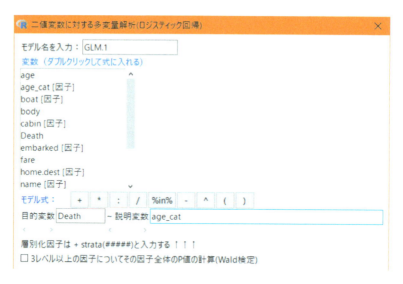

	オッズ比	95%信頼区間下限	95%信頼区間上限	P値
(Intercept)	0.52	0.27	1.02	0.056
age_cat[T.10-19]	0.70	0.29	1.66	0.41
age_cat[T.20-29]	0.77	0.35	1.69	0.52
age_cat[T.30-39]	0.51	0.22	1.19	0.12
age_cat[T.40-49]	0.53	0.20	1.41	0.21
age_cat[T.50+]	0.23	0.066	0.78	0.018

　解釈の仕方は線形回帰モデルのときと同じです。線形回帰モデルの回帰係数は説明変数が1増えたときのアウトカムの**平均増加量**を示しましたが，ロジスティック回帰モデルの回帰係数推定値はオッズ比を表します。厳密にいえば，オッズ比を自然対数で対数変換したものとなります。EZRは以下のように対数で計算された回帰係数を累乗し，オッズ比の形で出力してくれます。

EZR の出力結果

	オッズ比	95%信頼区間下限	95%信頼区間上限	P値
(Intercept)	0.52	0.27	1.02	0.056
age_cat[T.10-19]	0.70	0.29	1.66	0.41
age_cat[T.20-29]	0.77	0.35	1.69	0.52
age_cat[T.30-39]	0.51	0.22	1.19	0.12
age_cat[T.40-49]	0.53	0.20	1.41	0.21
age_cat[T.50+]	0.23	0.07	0.78	0.02

R の出力結果

Coefficients: 回帰係数推定値 ← オッズ比を対数変換したもの

	Estimate	Std. Error	z value	Pr(>|z|)
(Intercept)	-0.65	0.34	-1.91	0.056
age_cat[T.10-19]	-0.36	0.44	-0.82	0.41
age_cat[T.20-29]	-0.26	0.40	-0.64	0.52
age_cat[T.30-39]	-0.68	0.43	-1.56	0.12
age_cat[T.40-49]	-0.63	0.49	-1.27	0.21
age_cat[T.50+]	-1.49	0.63	-2.36	0.02*

　EZRの出力結果に戻ると，Age_cat[T10-19]のオッズ比0.70は，10歳未満の群と比べて10歳から19歳の群では死亡オッズは30%減少することを示しています。P値は0.41（> 0.05）なので，有意差はありません。一方，age_cat[T.50+]のオッズ比は0.23でP値は0.02です。他の年齢のカテゴリーではP値はすべて0.05以上でした。この結果からは50歳以上のみの群で死亡率が10歳未満の群より有意に少ないことがわかります。

　次に，年齢を連続変数のままでモデルに入れてみましょう。

連続変数の年齢と死亡オッズの関連を調べる

使用するデータセット titanic.female

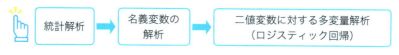

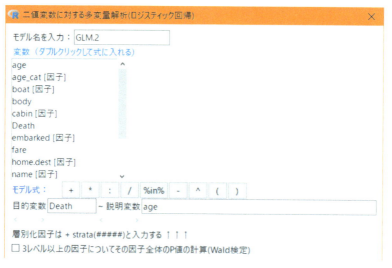

	オッズ比	95%信頼区間下限	95%信頼区間上限	P値
(Intercept)	0.59	0.36	0.97	0.04
age	0.98	0.96	1.00	0.01

　年齢（age）のオッズ比は0.98，P値は0.01です。これを見て「年齢のオッズ比は1に近いから年齢の効果はあまり強くはないけど有意差が出ているな〜」という人がいますが，これは誤ったコメントです。**年齢のオッズ比が1に近かったのは，年齢の効果が小さいからではありません**。年齢のオッズ比の正しい解釈は「平均して年齢が1歳上がるごとに死亡オッズが2％ずつ減少する」ということですから，年齢

が10歳増えればオッズは0.98の10乗，つまり0.81となり，年齢が10歳増えれば死亡オッズは19%減少するということがわかります。20歳増えれば20乗ですからオッズ比は0.65となり，年齢の効果は決して小さくはないのです。

連続変数をカテゴリー化するかしないか，どっち？

それでは年齢はカテゴリー変数でモデルに入れるのか，連続変数で入れるのかどちらがよいでしょうか？

　年齢を10歳ごとのカテゴリーで入れると有意差が出たのは50代以上のカテゴリーだけでした。いいかえれば，「50歳までは年齢によって死亡率は変わらない」となりますが，年齢を連続変数として入れると，「年齢が増えれば増えるほど，統計的に有意に死亡率は下がる」と結論づけられ，まったく違った答えが出てきます。

　次のグラフを見てみると，カテゴリーに区切った年齢では50歳までは有意差は出ていないものの，死亡率は年齢が上がるにしたがって全体的に下がっているようです。

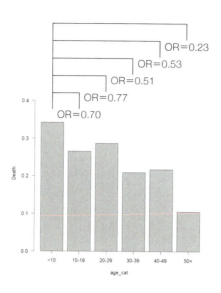

　説明変数としてカテゴリー変数（因子）をモデルに入れてしまうと，それぞれのカテゴリーを対照群（EZRの場合は，最も小さいカテゴリー，この例の場合は10歳未満の群）と比べ，それぞれの比較についてオッズ比が計算されるので，計算するパラメータの数が増えて有意差が出にくくなってしまうのです。一方，年齢を連続変数として入れると，計算するパラメータの数は1つしかないので有意差が出やすくなります。

　それでは，回帰分析の説明変数はなんでもかんでも連続変数を投入する方がよいのでしょうか？　そんなことはありません。次の図はタイタニック号に乗船した男性で年齢と死亡の関係を見たものです。

連続変数の年齢と死亡オッズの関連を調べる

使用するデータセット titanic.male

　男性でも同じように年齢を10歳ごとのグループに分ける変数を作

成し，さらに「棒グラフ（平均値）」を表示させると以下のような図になります。

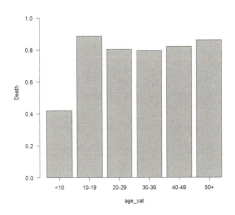

10 歳以上の男子は年齢に関係なくほとんど亡くなっていたようです。このデータで「二値変数に対する多変量解析（ロジスティック回帰）」の操作を行います。目的変数は「Death」を，説明変数は「Age」を選ぶと以下の結果になります。

	オッズ比	95%信頼区間下限	95%信頼区間上限	P値
(Intercept)	1.93	1.24	3.00	0.0035
age	1.02	1.01	1.04	0.0010

「年齢（age）のオッズ比は 1.02 で，P 値＝ 0.0010 であるため，年齢が 1 歳増えるごとに死亡オッズは統計的に有意に 2% 上昇する」と解釈できますが，これは変ですよね。なぜかって？　年齢によって死亡率が変わっているのは 10 歳未満とそれ以外のところだからです。年齢を連続変数としてモデルに投入するということは，年齢と死亡の関連を「年齢が上がるごとに下がる，または上がるというように，**線形の関係がある**」と頭ごなしに決めつけているということになります。す

ると，この男性の例でみた年齢と死亡の関連のように，明らかに**線形の関係でない**ものに使うと誤解を招くことになります。この点は3日目の線形回帰モデルの説明変数の入れ方のルールとまったく同じです。

ロジスティック回帰モデルでリスクを計算する

アウトカムが連続変数のときに用いられる線形回帰モデルは
$$Y = a + bX$$
で，これを図で表すと以下のようになります。

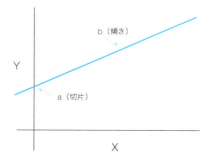

ロジスティック回帰モデルのアウトカムは0と1のどちらかの値しかとらないため，線形回帰モデルの式で表すことはできません。なぜかというと，線形回帰モデルの直線をずーっと伸ばすとY軸（アウトカムの期待値）の値がいずれは1を超える，または0を下回る値になってしまうからです。仮に1が死亡で0が生存を示す場合に，1よりも上，0よりも下って…？　意味がないですよね。Xがいかなる値をとっても予測アウトカムが0と1の範囲を出ないように，ロジスティック回帰モデルは以下のような形をしています。

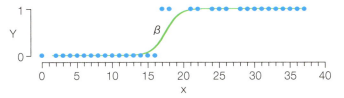

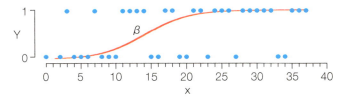

　この形だと，Xがプラス・マイナスのどちらの方向に無限大にいっても，この方程式（S字状のカーブ）で表されたアウトカム（Y）の期待値は0と1の範囲を超えることはありません。ロジスティック回帰モデルの方程式のY軸で表されるもの，0と1の範囲で動く連続的な値，つまりこれがアウトカムの起こる割合となり，リスクとして理解されます。たとえば「Xが20を超えるとアウトカムの起こる確率は90％に近くなるが，Xが10を下回るとアウトカムの起こる確率は10％近くになる」といった具合です。

> **POINT** ロジスティック回帰モデルのY軸の値はイベントの起こる予測確率で，リスクを表す

ロジスティック回帰モデルの数式

　このS字状の式は簡単なように見えて，実はすごくややこしいんで

す。暗記する必要はありませんが，興味のある人はご一見。

$$\text{イベントの起こる予測確率} = \frac{e^{a+bx}}{1 + e^{a+bx}}$$

たとえば，Y が死亡または生存のアウトカムを示し，X が年齢を示す場合，b はオッズ比の対数をとったものとなります。つまり，対数を外すために b を累乗したもの（e^b）がオッズ比となります。この場合のオッズ比は「年齢が 1 歳上がったときにオッズは e^b 倍増える」と解釈できます。

8日目

ロジスティック回帰における交絡とインターアクション

🔑 **本章のキーワード** 🔑

| ロジスティック回帰モデル | オッズ比 | 調整されたオッズ比 |
| 交絡 | インターアクション | サブグループ解析 |

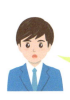

7日目の解析で，タイタニック号の事故では女性は年齢が高いほど死亡率が低いという結果が出ました。これはいいかえれば「年齢が低いほど亡くなっている→子どもほど亡くなっている」ということですが，なにかおかしくないでしょうか？ 映画では子どもと女性はボートに乗ってましたよね。

いいところに気がつきましたね。そうなんです。何かおかしなことが起こっているようです。今日は，オッズ比に影響をおよぼす第3の因子について調べていきましょう。

オッズ比にバイアスをかける第3の因子

第1の因子をアウトカム（この場合は死亡），第2の因子を研究対象因子（この場合は年齢）とすると，アウトカムでも研究対象因子で

もない因子を第3の因子とよびます。第3の因子の役割として代表的なものは次の2つです。

① **交絡**：第3の因子を解析で無視することにより，アウトカムと研究対象因子の関連を間違って解析する（バイアスになる）。

② **インターアクション**：アウトカムと研究対象因子の関連が第3の因子の状態に依存する。

交絡の影響：タイタニックの歴史が変わる?!

使用するデータセット titanic.female

アウトカムに影響を及ぼす因子が，交絡にもインターアクションにもなりやすいといわれています。映画『タイタニック』で，性別と年齢以外で生死にかかわった条件は何だったでしょうか？「客室の等級」でしたね。主演レオナルド・ディカプリオは3等客室，恋に落ちた相手は1等客室でした。

それでは今度は，タイタニック号に乗った女性の年齢と死亡の関係を**「客室の等級ごとに」**見ていきましょう。

p.173の年齢と死亡率を表した図をもう一度見てみましょう。年齢が上がるほど死亡率は下がっていますね。

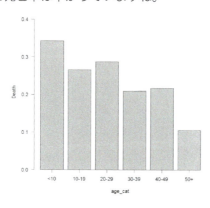

次に、客室の等級ごとに見てみましょう。EZR のグラフ機能には層別（カテゴリーごと）でグラフを作成するオプションがありますので、それを使いましょう。

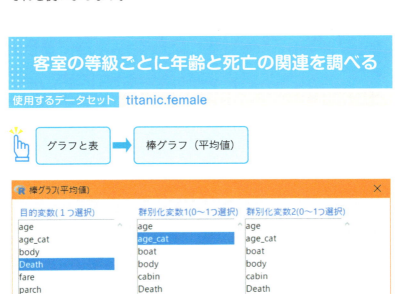

8日目 ロジスティック回帰における交絡とインターアクション

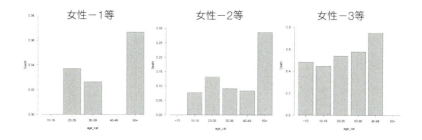

あれっ？　おかしいですね。等級ごとに死亡率と年齢の関係を見てみると，きれいな相関はないにしてもどちらかというと年齢が高いほど死亡率は上がっているようですよ。1等と2等を見ると，10歳未満の子どもはなくなってはいないようです。10歳未満の子どもは全員，救命ボートに乗れたのでしょうね。それに比べ3等客室では10歳未満の子どもも50％ほどはなくなっています。それでも3等客室では年齢が上がるにつれ死亡率も上がっているので，子どもは優先的に救命ボートに乗れたようです。**年齢が上がるにつれて死亡率が下がるというのは，客室の等級を無視して解析した結果はそうだったけれども，等級ごとに別々に見てみると実はそうではなかった**ようです。これは「等級が年齢と死亡の関係に交絡している」ということであり，結果にバイアスをかけていたようです。p.116で，喫煙者と非喫煙者について別々に肺がんと飲酒の関係を見たように，年齢と死亡率の関係を客室の等級ごとに見ることによって交絡を防いでいますが，これと同じような交絡の調整を多変量回帰モデルを用いて行うことが可能です。

ロジスティック回帰モデルを用いた交絡の調整

　それでは，年齢と死亡率の関係を客室の等級を調整しながらロジスティック回帰モデルで解析してみましょう。

等級を調整して年齢と死亡の関連を調べる

使用するデータセット titanic.female

　pclass（等級）と死亡の関係を見るときに，pclass の効果が線形（1等と2等の死亡率のオッズ比と，2等と3等の死亡率のオッズ比が同じ）と決めつけたくないので，まず pclass を連続値から因子（カテゴリー変数）に変えます。

アクティブデータセット → 変数の操作 → 連続変数を因子に変換する

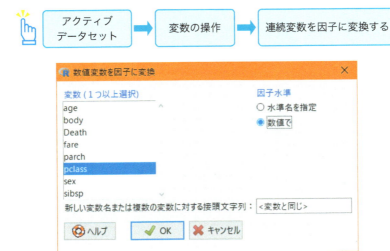

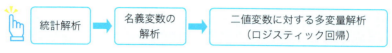

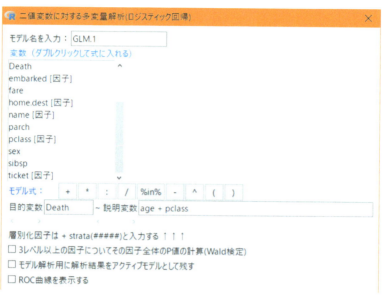

	オッズ比	95%信頼区間下限	95%信頼区間上限	P値
(Intercept)	0.0116	0.00295	0.0459	1.96e-10
age	1.03	1.00	1.05	0.029
pclass[T.2]	4.97	1.49	16.6	9.11e-03
pclass[T.3]	55.1	17.6	172.0	5.52e-12

等級で補正した年齢の影響は
オッズ比＝1.03
P値＝0.029

　p.176の補正なしの解析では年齢の**オッズ比は0.98で，年齢が1歳増えるごとに死亡オッズが2％ずつ減少する**という結果でした。しかし**等級を補正すると，**等級別に見た年齢と死亡率のグラフのように，**年齢が増えるごとに死亡率は高くなる，つまり，年齢が若いほど死亡率が減る**という結果が出たのでした。

5日目でも述べましたが，交絡因子（この例では客室の等級）によるサブグループ解析の結果と統計的な交絡の補正は，どちらも交絡によるバイアスを解析で考慮に入れるうえで有効ですが，サブグループ解析ではデータを交絡因子のカテゴリーで別々に解析するので，症例数が減ってしまうため統計的有意差が出にくいという欠点があります。この例では，客室の等級をロジスティック回帰モデルに説明変数として投入することで，「子どもが優先してボートに乗った」という事実が証明されました。

　交絡はアウトカムに因果関係をもつ因子が同時に研究対象因子（暴露因子）と相関をもつ場合に起こります（p.114参照）。今回の例では1等は最も死亡率が低く，次が2等，3等になると女性でもかなり死亡率は高くなっていました。つまり等級は死亡率に因果関係をもち，それが見たい暴露因子と関連があったため（3等客室ほど年の若い親と子どもが多かったなどの年齢と等級の関連），等級が暴露因子（年齢）とアウトカム（死亡率）の関係にバイアスをかけてしまったのです。

　多変量回帰分析で調整するということは，等級別に見た年齢と死亡の解析結果をpoolする（平均する）ことに等しいと考えます。等級を無視した解析では，年齢と死亡率は（年齢が上がれば死亡率が減るという）負の相関がありましたが，等級を補正すると（年齢が上がれば死亡率が増えるという）正の相関に様変わりしたのです。このような交絡の例は，身近なところにも多く存在します。

身の回りに起こる交絡
〜ヤンキースの若きヒーローの苦悩

　以下はちょっと古いデータですが，私がアメリカに渡ったころ，ヤンキースで若きヒーローと騒がれたDerek Jeterとそのライバル David Justiceの打率を比べたものです。1995年も1996年も別々に見れば，

打率はJusticeの方がJeterを上回っていますが，1995〜1996年を通して積算すると，なんとJeterがJusticeを上回っているのです。

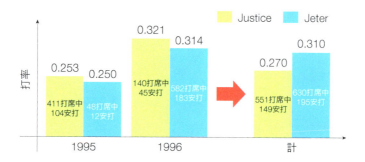

カリフォルニア大学女性差別訴訟

1975年，アメリカの名門・カリフォルニア大学バークレー校を相手に，女子学生の合格率が男子学生に比べて低いと性差別訴訟が起こりました。

	応募者数	合格率
男性	8442	44%
女性	4321	35%

男子学生は，8442人の応募者で合格率44%，女子学生は4321人の応募者で合格率35%です。P値は10^{-22}と統計的にかなりの有意差が確認され，大学側はこの訴訟に敗北すると思われていましたが…，学部ごとにデータを集計し直すと以下のようになりました。

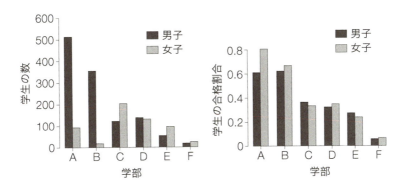

なんと，過半数の学部で女子学生の合格率が男子学生を上回っていたのです。上のC学部（おそらく文学部）のような競争率が高く合格率の低い学部を女子が多く希望したのに対し，AやBの学部（おそらく工学部や理学部）のような競争率が低く合格率の高い学部を男子が好んで受験したことによる傾きから生じたバイアスでした。この学部別にみたデータ解析により，カリフォルニア大学は無事性差別訴訟を回避したと思われます。このような現象は「シンプソンパラドックス」とよばれ，多くのウェブサイトで紹介されています。以下の図はhttp://vudlab.com/simpsons/ のウェブサイトで紹介されていますが，なぜこのパラドックスが起こったかをデータの可視化により見事に表しています。

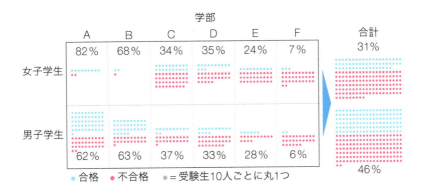

AやB学部は男子の受験者が圧倒的に多く、たとえばB学部では、合格率で見ると女子が67％、男子が63％とさほど変わりませんが、合格者数で見ると女子はなんと25人中17人が合格で、男子は560人中363人が合格とかなりの偏りがあります。つまり、1％の重みが男子と女子では異なっているのです。しかし学部を無視した全体の比較では学部ごとの％はもはや関係なく、数が多い方が比較には勝つので、学部ごとに見れば女子の合格率が高いけれど、全体で見れば逆に男子の合格率が高いという、あべこべな結果になったのでした。

　JeterとJusticeの打率データで見られた同様のパラドックスも、1995年ではJeterがヤンキースに入りたてで打席数が少なかったのが、1996年にはJusticeを追い越して打席数がかなり増えたというデータの偏りによるものだと考えられます。

オッズ比とサブグループ解析

　ここで話をオッズに戻します。以下は飲酒と肺がんの関係を見たコホート研究のデータです（参考文献：Fundamentals of Biostatistics, 7th edition, Bernard Rosner, CENGAGE Learning, 2010）。

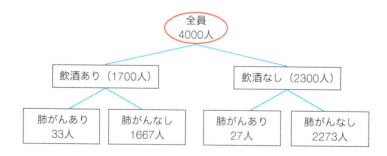

肺がんになるオッズ
　　飲酒あり群　33 ÷ 1667 = 0.0198
　　飲酒なし群　27 ÷ 2273 = 0.0119　　➡　オッズ比 = $\frac{0.0198}{0.0119} ≒ 1.7$

　日常的にお酒を飲む 1700 人と飲まない 2300 人で，肺がんの発症率を比べました。肺がんになるオッズは飲酒あり群では 0.0198，飲酒なし群では 0.0119 でした。オッズ比は飲酒群のオッズと非飲酒群のオッズの比を計算すると 1.7 となりました。これにより，飲酒群は非飲酒群に比べて肺がんの発症オッズは 1.7 倍高いことがわかり，肺がんと飲酒の関連を示唆しています。

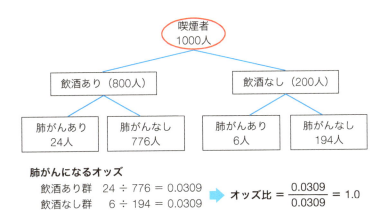

肺がんになるオッズ
　　飲酒あり群　24 ÷ 776 = 0.0309
　　飲酒なし群　 6 ÷ 194 = 0.0309　　➡　オッズ比 = $\frac{0.0309}{0.0309} = 1.0$

　一方，この 4000 人のうち，1000 人の喫煙者だけで，同様に飲酒と肺がんの関連を調べてみました。800 人の飲酒あり群のうち 24 人に肺がんが発症し，200 人の飲酒なし群のうち 6 人に肺がんが発症しました。オッズ比は 1.0 で，飲酒と肺がんには関連なしという結果になりました。

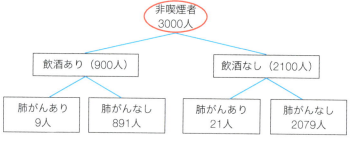

同様に，3000人の非喫煙者だけで飲酒と肺がんの関連を調べてみました。900人の飲酒あり群のうち9人に肺がんが発症した一方，2100人の飲酒なし群のうち21人に肺がんが発症しました。オッズ比は1.0で，非喫煙者でも飲酒と肺がんには関連なしという結果になりました。

頻度データを使ったロジスティック回帰モデル

使用するデータセット Smoke.count

それではこのデータをEZRを使って解析してみましょう。

データセットの中身を見てみると，あれ？　4000人分のデータが1人1行の4000行で入っているかと思いきや？　このデータセットには8行のデータしか入っていません。1行目はCount=24，Smoke=1，Alc=1，LungCa=1です。

Count	Smoke	Alc	LungCa
24	1	1	1
776	1	1	0
6	1	0	1
194	1	0	0
9	0	1	1
891	0	1	0
21	0	0	1
2079	0	0	0

　これは喫煙あり（Smoke=1）で，飲酒あり（Alc=1）で肺がんが発症している人（LungCa=1）が24人いるという意味です。同じように，合計8個の組み合わせで8行のデータが入力されています。今までのEZRを用いた解析では原則1人の患者さんのデータが表の1行を占める個別のフォーマットで入力されていましたが，このように特定の患者の情報をグループ化し，各グループ内の人数（頻度）で表した**頻度データの形式**で入力されているデータも解析可能です。

　通常，EZRのような統計ソフトは1人1行のデータと理解し解析しますが，「Weight（重み）オプション」を用いて1行分のデータの重みを変えることができます。このWeightオプションがEZRの通常のロジスティック回帰モデルにないため，この解析はRコマンダーの標準メニューを用いて行います。Rコマンダーでは，ロジスティック回帰モデルは一般化線形モデルを用いて，リンク関数族をbinomial（2項分布），リンク関数をlogit（ロジット）に指定することで解析が可能となります。

頻度データを用いて飲酒と肺がんの関連を調べるオッズ比を計算する

使用するデータセット　Smoke.count

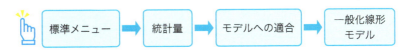

標準メニュー → 統計量 → モデルへの適合 → 一般化線形モデル

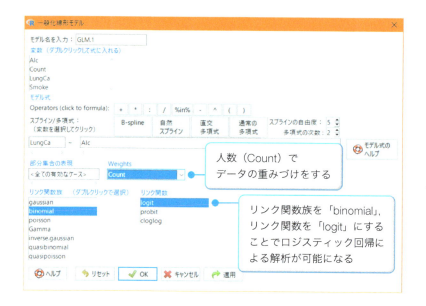

　解析結果の回帰係数（結果表の Estimate）は対数変換後のオッズ比なので，これを Exp(Coef(GLM.1)) で累乗することで対数を外してオッズ比の形にします。この結果，オッズ比は 1.6666 →約 1.7 となり，この値は先ほど計算した飲酒と肺がんの関連を表すオッズ比と一致します。

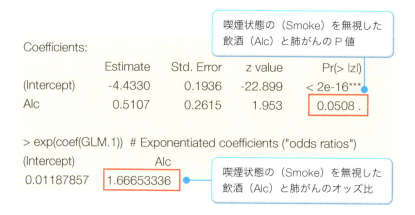

この結果は，喫煙あり・なしの情報を用いずに（無視して）解析を行ったので，喫煙による交絡がある可能性が大です。

　次にこの結果を喫煙状態で補正します。補正はいたって簡単。喫煙（Smoke）の変数をモデルに説明変数として飲酒（Alc）に加える形で投入するだけです。

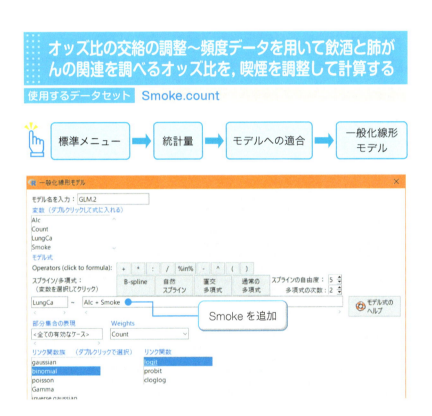

　喫煙（Smoke）で補正した結果，飲酒と肺がんの関連を表すオッズ比は 1.0 となり，関連がないことがわかりました。

```
Coefficients:
              Estimate    Std. Error   z value   Pr(>|z|)
(Intercept)  -4.595e+00   2.048e-01   -22.44    < 2e-16 ***
Alc           3.065e-13   3.030e-01     0.00    1.000000
Smoke         1.119e+00   3.016e-01     3.71    0.000207 ***

> exp(coef(GLM.2))   # Exponentiated coefficients ("odds ratios")
(Intercept)         Alc              Smoke
0.01010101          1.00000000       3.06185567
```

> 喫煙状態の（Smoke）で補正した飲酒（Alc）と肺がんのP値

> 喫煙状態の（Smoke）で補正した飲酒（Alc）と肺がんのオッズ比

　実は，ここがとても面白いところなんです！ ロジスティック回帰モデルで喫煙を補正した飲酒のオッズ比は，な，な，なんと！ p.193〜194に記載した，喫煙者・非喫煙者で別々に飲酒と肺がんの関連を見たオッズ比1.0と一致しました。これは歴史的大発見，ではないのですが，面白いでしょ！ 喫煙で調整されたオッズ比は英語でadjusted odds ratio, independent odds ratioなどとよばれ，これは「**喫煙あり・なしにかかわらず**飲酒と肺がんの関係を表すオッズ比は1.0である」と説明します。

調整されたオッズ比とサブグループ解析の関係

　回帰分析で得られた交絡因子（この場合は喫煙）を補正した暴露因子のオッズ比は，サブグループ解析（喫煙あり・なしでデータを割って飲酒と肺がんの関連を喫煙者と非喫煙者で別々に見た解析）の結果を症例数で重みをつけて平均したものと理解できます。

　今回は喫煙者も非喫煙者も飲酒と肺がんのオッズ比は1.0だったの

で症例数の重みといってもピンとこないかもしれませんが，たとえば，喫煙者だけで見たオッズ比が 1.0 で，非喫煙者だけで見たオッズ比が 4.0 の場合，非喫煙者の数は喫煙者の 3 倍もあるので，平均は 1 と 4 の平均の 2.5 よりも 4.0 に近い値になります（この例では喫煙で調整した飲酒と肺がんのオッズ比は 2.6 になります）。いいかえれば，**喫煙あり・なしに関わらず**飲酒と肺がんのオッズ比は 2.6 ということになります。

　交絡因子を回帰分析で調整するということは，回帰モデルに交絡因子を足し算の形で投入するということですが，足し算で入れると研究対象因子（この例では飲酒）の影響が喫煙あり・なしで仮に違っていても，モデルが強制的に「同じ」にしてしまうのです。さきほどの例では，喫煙者だけで見たオッズ比が 1.0 で，非喫煙者だけで見たオッズ比が 4.0 の場合，喫煙をロジスティック回帰モデルで調整すると，飲酒のオッズ比は 2.6 になるので，これをもって「飲酒と肺がんの関係を示すオッズ比は喫煙あり・なしにかかわらず 2.6 です」という結論に至りましたが，これは間違いになります。この場合「飲酒と肺がんの関連を示すオッズ比は喫煙者では 1.0 ですが非喫煙者では 4.0 です。つまり，非喫煙者の間では飲酒は肺がんに影響を及ぼすけれども，喫煙者の間では影響を及ぼさない，つまり，飲酒の影響は喫煙あり・なしによって変わりますよ」という場合は，喫煙の変数をただモデルに（足し算の形で）加えるだけでは解析できません。

オッズ比とインターアクション

　喫煙のあり・なしによって飲酒による肺がんへの影響が変わる場合，「喫煙は飲酒と肺がんの関連に対してインターアクションになっている」といいます。これは p.151 で線形回帰モデルの例を使って説明し

たのと同じ考え方です。インターアクション（interaction）は effect modification ともよばれると述べましたが，この場合は研究対象因子（飲酒）の影響（effect）が喫煙状態によって変えられる（modify されている）と解釈するとわかりやすいですね。それでは以下の例を見ていきましょう。

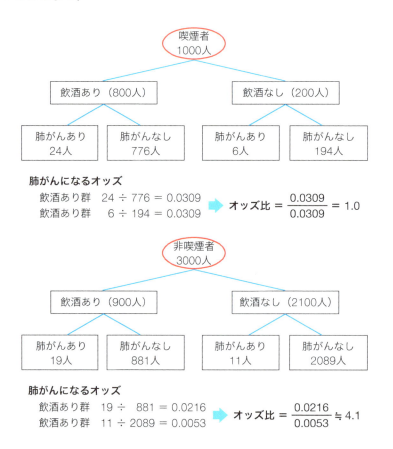

上の図のように，喫煙者の間では飲酒は肺がんと関連がなく（オッズ比＝1.0），一方で非喫煙者の間では飲酒は肺がんと関連がある（オッズ比＝4.1）場合，この2つのオッズ比が統計的に有意に違うこと（喫煙と飲酒のインターアクション）をロジスティック回帰モデルを使っ

て調べましょう。

まずは非喫煙者のみで飲酒と肺がんの関連を表すオッズ比を計算します。

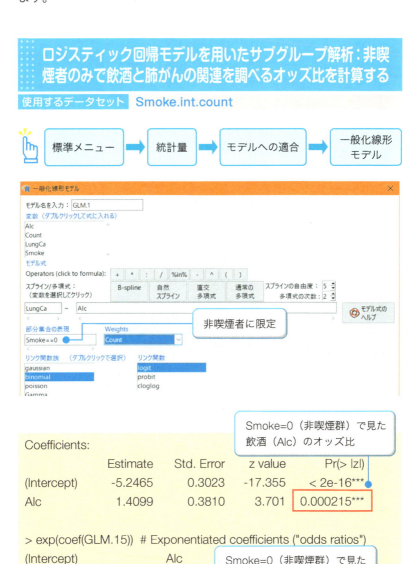

非喫煙者では，飲酒のオッズ比は 4.1，P 値は 0.000215 であり，統計的に有意に飲酒と肺がんは関連することがわかりました。

ロジスティック回帰モデルを用いて喫煙者のみで飲酒と肺がんの関連を調べるオッズ比を計算する

使用するデータセット Smoke.int.count

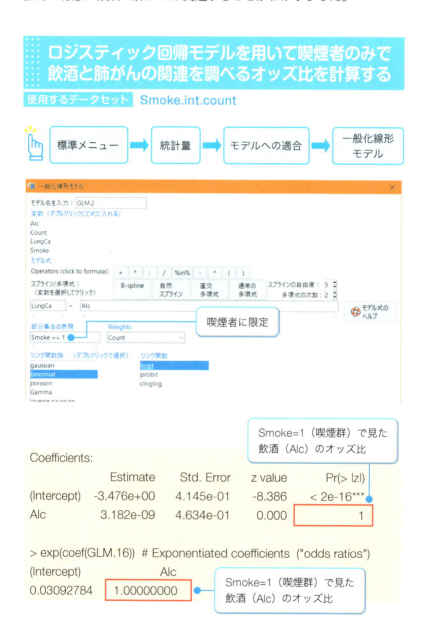

同様に，喫煙者のみで飲酒と肺がんの関連を調べると，飲酒のオッズ比は 1.0，P 値は 1.0 となりました。喫煙者では飲酒と肺がんに関連はないようです。

	飲酒と肺がんの関連を表すオッズ比	P 値
非喫煙者	4.1	0.000215
喫煙者	1.0	1.0

ロジスティック回帰モデルを用いたインターアクションの解析

使用するデータセット Smoke.int.count

ここで，「飲酒の効果を表すオッズ比は非喫煙者では有意差が出て，喫煙者では有意差が出ない」からといって，飲酒の効果が喫煙状態で違うとはいえません。線形回帰モデルで行ったように，インターアクションの解析が必要となります。

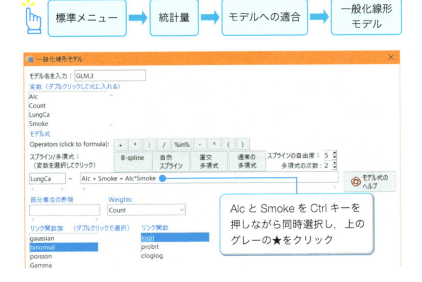

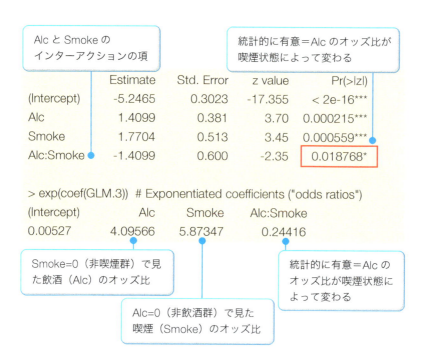

　飲酒（Alc）と喫煙（Smoke）のインターアクションの項（Alc:Smoke）が 0.019 で統計的に有意になったので，非喫煙者の中で計算された飲酒のオッズ比 4.1 と喫煙者の中で計算された飲酒のオッズ比 1.0 は統計的に有意に異なることがわかりました。これより，肺がんのアウトカムに対して飲酒と喫煙にはインターアクションがあることがわかります。いいかえれば，喫煙は飲酒の影響を変える（effect modification）とも解釈できます。

　次に，インターアクションの項をモデルから外すとどうなるか見てみましょう。

ロジスティック回帰モデルを用いてインターアクションの項を削除して飲酒と肺がんの関連を調べる

使用するデータセット Smoke.int.count

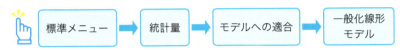

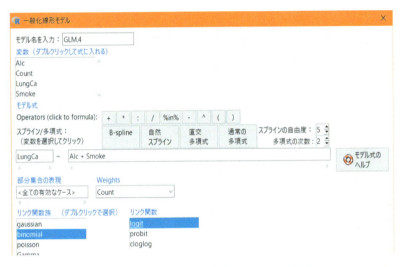

```
Coefficients:
             Estimate  Std. Error  z value  Pr(>|z|)
(Intercept)  -4.9822   0.2477      -20.112  < 2e-16 ***
Alc           0.9507   0.3193        2.978  0.0029 **
Smoke         0.6887   0.2890        2.383  0.0172 *
---
Signif. codes:  0 '***' 0.001 '*

> exp(coef(GLM.12))  # Exponentiated coefficients ("odds ratios")
(Intercept)         Alc         Smoke
0.006858845   2.587589607   1.991109706
```

喫煙状態の(Smoke)で補正した飲酒(Alc)と肺がんのP値

喫煙状態(Smoke)で補正した飲酒(Alc)と肺がんのオッズ比

飲酒（Alc）のオッズ比は今回は，喫煙を調整したオッズ比で，喫煙あり・なしにかかわらず 2.6 であると解釈できます。これは p.203 で説明した，喫煙者の間での飲酒のオッズ比と非喫煙者の間での飲酒のオッズ比の平均として計算されたものにすぎません。**通常，インターアクションの解析は有意差が出にくいので，インターアクションの P 値が 0.05 未満でないからといってインターアクションが起こっていないとはいいにくいのです。**

　この例ではインターアクションに有意差が確認されましたが，仮にされなかったとしてもそれが臨床的に意味のある効果の違いがなかったのか，単に症例数不足だったのか，慎重に吟味する必要があります。インターアクションの解析は有意差が出にくいため，取りこぼしを少なくするために，論文によってはインターアクションを判断する有意水準を 5% でなく 20% にしているものもあります。

9日目 ケーススタディ：さあ、モデルを組み立ててみよう！

本章のキーワード

- モデルに入れる説明変数の個数
- ステップワイズ法
- アウトカムの種類と検出力
- 説明変数の数え方
- 共線性のチェック
- データの欠損

先生，5日目の授業で詳しく学んだ，ランダム化なしの研究では交絡の調整が必須ということですが，多変量回帰モデルにどの変数を入れるかにルールはあるのでしょうか？いくら入れてもいいものでしょうか？

まなぶ君，大変よい質問ですね。統計解析はデータが命です。データの量が多ければ多いほど入れられる変数は多くなり，逆に少ないとあまり入れられません。ここでは，国際誌にアクセプトされるために，どういった戦略で多変量回帰モデルを組み立てていくかをお話ししましょう。

　多変量回帰モデルに「どの変数を何個くらい入れられるのか」という質問をよく耳にします。ランダム化が行われていない研究では，治療を受けている人がそうでない人と比べより重症だというような，背景のずれが生じます。ずれた背景因子がアウトカムに影響を及ぼすとき，解析で背景のずれを補正しないと結果が間違って出てしまいます。

とくに死亡などのアウトカムを調べるときの年齢のように，**アウトカムと強い因果関係をもつ背景因子のずれは結果に大きなバイアスをもたらします**。臨床研究では，年齢以外にも死亡などのアウトカムに影響を及ぼす背景因子は山のようにありますが，一体，モデルに何を入れて何を入れなくてよいのやら，みんな頭を抱えているようですね。ランダム化の行われていない研究の結果を世に出すときには，**できるだけ多くの背景因子のずれを調整することが解析のキーポイントになる**のです。

回帰モデルに入れられる説明変数の個数

「何をモデルに入れるか」には，まず「**何個入れてもよいか**」を知るところからはじめます。それは，使われた多変量回帰モデルの種類とデータの量で決まります。以下に，入れられる説明変数の個数を回帰モデルごとに示します。

回帰モデルに入れられる説明変数の個数

・線形回帰モデル（アウトカムは連続変数）

　総症例数を 15 で割った数まで

・ロジスティック回帰モデル（アウトカムは 2 値変数）

　イベントありとなしの小さい方の数を 10 で割った数まで

・コックスの比例ハザード回帰モデル（2 値のアウトカム＋アウトカムが起こるまでの時間）

　イベントありの数を 10 で割った数まで

（参考文献：Harrell F. E. Jr., *Regression Modeling Strategy*, Springer Verlag, 2001: Pedduzzi P. et al., *A Simulation study of the number of events per variable in logistic Regression*, J. Clin. Epidemiol., 1996, 49(12), 1373-9）

このルールの使い方を練習してみましょう。

> **QUESTION**
>
> Q1　1000人のリウマチ患者の血糖値とある薬剤の投薬量の関連を，患者背景のずれによる交絡を除去して解析したい。多変量回帰モデルに入れられる説明変数の総数はいくつか？
>
> Q2　1000人のICUに入室した患者さんの院内死亡率とアルブミンの関連を，背景のずれによる交絡を除去して解析したい。院内死亡率を20％とすると，多変量回帰モデルに入れられる説明変数の総数はいくつか？
>
> Q3　1000人のICUに入室した患者さんの院内死亡率とアルブミンの関連を，背景のずれによる交絡を除去して解析したい。院内死亡率を60％とすると，多変量回帰モデルに入れられる説明変数の総数はいくつか？　　　（答えは次ページ）

いかがでしょうか。ねっ，簡単でしょ。モデルに入れてもよい説明変数の数の計算は非常に簡単なので，最近では多くの論文の査読者も熟知しています。ですから，入れすぎにはくれぐれも注意してください。

アウトカムの種類と検出力

2値変数のアウトカムではイベントありとなしの小さい方の数を用いますが，**連続変数のアウトカムを用いる方が，2値のアウトカムを解析に用いるよりもモデルに入れられる説明変数は多い**のがわかりますね。また死亡・生存のような2値のアウトカムの場合，アウトカムとして定義されたイベントありとなしの少ない方の数を10で割った数まで説明変数として入れてよいということは，イベント発症率が50％

のとき，モデルに入れられる説明変数の数は最大になります。

つまり同じ2値のアウトカムでも，アウトカムの頻度（発生率）によって統計的検出力は変わるのです。データの検出力が大きいということは，逆にいえば「一定の検出力に到達するのに最低限必要な症例数が少なくて済む」ということです。

以下の図は介入治療によりプラセボに比べて死亡率が半減する（プラセボ群の死亡率が介入群の2倍）と想定した場合に，有意水準が5％，検出力80％で統計的有意差が出るために最低限必要な症例数を発症率ごとに計算したものです。介入治療による効果は（プラセボ群の死亡率を半減させるという点において）同じでも，介入群の死亡率がわずか1％のときは研究全体で必要な症例数はなんと4638人であるのに対し，介入群の死亡率が25％では132人と，かなり違うことがわかります。これをもとに考えると，**アウトカムの発症率が少ないような研究では，頻度の少ない2値のアウトカムではなく，情報量の多い連続変数をアウトカムにする方がよい**ことがわかります。

必要症例数とアウトカムの頻度の関係

介入群の死亡率	プラセボ群の死亡率	研究全体の必要症例数
1％	2％	4638人
5％	10％	870人
15％	30％	268人
25％	50％	132人

それでは実際にEZRを用いて，症例数を計算してみましょう。

ANSWER

Q1　1000 ÷ 15 = 66.66　　答え　66個

Q2　1000 × 0.2 = 200　200 ÷ 10 = 20　　答え　20個

Q3　1000 × 0.4 = 400　400 ÷ 10 = 40　　答え　40個

2群のアウトカムの割合を比べる研究で必要な症例数を計算する

使用するデータセット 必要なし

 統計解析 → 必要サンプルサイズの計算 → 2群の比率の比較のためのサンプルサイズの計算

2群の比率の比較のためのサンプルサイズの計算

グループ1の比率 (0.0-1.0)	0.15
グループ2の比率 (0.0-1.0)	0.30
αエラー (0.0-1.0)	0.05
検出力(1-βエラー) (0.0-1.0)	0.80
グループ1と2のサンプルサイズの比 (1:X)	1

解析方法
● 両側
○ One-sided

カイ2乗検定の連続性補正
● はい(あるいはFisher正確検定)
○ いいえ

OK / キャンセル

	仮定
P1	0.15
P2	0.3
αエラー	0.05
	両側検定
検出力	0.8
N2 と N1 のサンプルサイズの比	1
必要サンプルサイズ	計算結果
N1	134
N2	134

これは私が日本に戻ってから感じたことなのですが、日本の研究者の皆さんは、製薬企業が薬の開発で行う大規模な臨床試験に目がいきすぎていて、死亡・生存のような2値のアウトカム（ハードアウトカムともいいます）にとらわれすぎているようです。医学研究の多くは薬事申請を目指すものではないので、そこまで2値のアウトカムにとらわれる必要はないと思います。たとえば臨床の現場で、主治医が患者さんの生き死にまで待たないと薬が効くかどうかわからないというのはおかしくはないですか？　生きるか死ぬかに到達する前に、検査値など治療効果のアウトカムとして使えるものはたくさんあるのです。しかもそれらの検査値はくり返し得られるデータです。本書ではくり返しデータの解析法には触れていませんが、くり返し測定できるデータ、とくに連続変数のデータというのはとても優れたアウトカムなのです。

さあ，やってみよう！

　次に「HIV感染患者の酸化ストレスのリスク因子を探索する研究」のデータを用いて、多変量回帰モデルを用いた解析の留意点をお話しします。実際の研究で多変量回帰モデルを組み立てていきましょう。

　まずはモデルに投入できる説明変数の数を決めます。ここでは実際の研究で用いられた308人のデータのうち、ランダムに選択された120人のデータを用います。モデルに投入できる説明変数の数は回帰モデルの種類によりましたね。この解析に用いられるアウトカムは酸化ストレスマーカーであるF2 Isoprostane（変数名 isop）で、これは連続変数です。連続変数のアウトカムには線形回帰モデルが使用できます。線形回帰モデルに入れられる説明変数の数は「症例数÷15」ですので、この場合、

$$120 \div 15 = 8 個$$

になります。モデルに入れたい変数は以下の10個です。

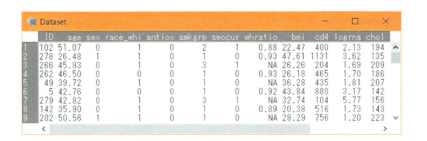

データセット：lsop_HIV120

age：年齢　sex：性別　race_whi：1＝白人，0＝それ以外

antiox：1＝抗酸化剤使用

smkgrp：1＝喫煙なし，2＝中程度の喫煙，3＝ヘビースモーカー

whratio：ウエストと腹囲の比率　bmi：BMI

cd4：CD4T細胞数　logrna：HIV-1ウィルス数

chol：コレステロール

パラメータの数え方

　ここで注意事項です。120を15で割った数は，正確には「**モデルに投入してもよい説明変数の数**」ではなく，「**モデルで推計してもよい回帰係数推定値（パラメータ）の数**」を指します。パラメータの数は，説明変数がカテゴリー変数の場合，カテゴリーの数から1を引いた数

がパラメータ数となります。たとえば説明変数が2値のカテゴリー変数であれば1個，3値のカテゴリー変数であれば2個ということは，喫煙を表す変数は［喫煙なし，中程度の喫煙，ヘビースモーカー］の3カテゴリーですから，2つのパラメータを推計することになります。

説明変数が連続変数の場合，p.63で説明したような線形の関係を表す場合は説明変数をカテゴリー化せずそのままモデルに投入できるので，回帰係数（傾き）として計算するパラメータの数は1つですが，線形の関係でない場合は，p.66の説明のようにデータをカテゴリー化して解析します。

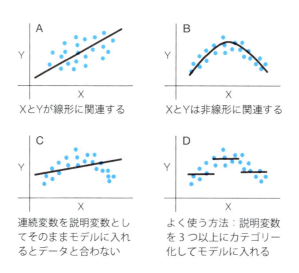

A XとYが線形に関連する
B XとYは非線形に関連する
C 連続変数を説明変数としてそのままモデルに入れるとデータと合わない
D よく使う方法：説明変数を3つ以上にカテゴリー化してモデルに入れる

図Dのように説明変数を2つのカテゴリーにすると非線形の関連性は見られないので，3値以上のカテゴリーが必要となります。BMIを連続変数としてではなく，非線形性を疑うのであればBMIの値で3群に分けたカテゴリー変数を用いる方がよいかもしれません。**逆に図Aのように線形の関連性があるのであれば，不必要にカテゴリー化する必要はありません。**

以上を考慮に入れたうえで，何がアウトカムと因果関係をもつかを，

データを見ずに先行文献や医学的観点から考え，アウトカムとの関連性の上で重要なものから選んでいくようにしてください。例えば年齢を40歳で切って40歳未満と40歳以上で2値のカテゴリーにする時に使う閾値はデータを見て，有意差が出やすいからという理由で決めてはいけません。データを見ないで，臨床的な判断で決めて下さい。

関連の強いものは同時にモデルに入れてはならない（共線性の問題）

　その他の注意事項として，たとえば**体重や腹囲など関連の強いものは同時にモデルに入れてはなりません**。これを共線性（Collinearity）といって，**強い相関**をもつものどうしを同じモデルに双方を説明変数として入れると，競合し合います。それぞれはアウトカムと関連があっても同時に入れることで，どちらの相関もなくなり，同時にそれらの変数の回帰係数の標準誤差が"爆発"（数値としてあり得ないほど大きな値をとる）してしまうので，P値が正しく計算されなくなってしまうのです。

データを見てモデルに入れる説明変数を決めてはならない

ひと昔前までは，最も有意差の出やすいモデルが良しとされた時代があり，有意差の出る変数を優先的にモデルに入れるなどデータを見ながらモデルを組み立てていました。今ではデータを見てモデルに投入する変数を決めることは，多くのジャーナルでタブーとされています。以下の方法はくれぐれもやめて下さいね。

p.208 で紹介したモデルに入れてもよい説明変数の個数ですが，**これは，「最終的に回帰モデルに入れた説明変数の個数」を指しているのではなく，「最終的な回帰モデルにたどり着くまでに解析で考慮された説明変数の個数」を指している**ことを付け加えておきます。私が大学院で統計を学んでいたころも含め，ひと昔前までは，parsimonious（倹約家）のモデリング法として，データを見て最も有意差が出やすくなるように，いいかえれば有意差が出るものだけを回帰モデルに入れるということが教えられていました。ですから，やってはいけないとされる方法が教科書に今でも記載されていたり，統計ソフトにオプションとして入っていたりします。**今では，データを見たうえで，有意差が出そう（集めてきたデータで関連がありそう）だからという理由で回帰モデルに入れる説明変数を決めることは避ける**ように推奨されています。データに誘導される回帰モデルの説明変数の入れ方の例としてよく用いられる方法を以下に示します。

やってはいけない例

① 研究対象因子（暴露）またはアウトカムとの単変量解析を行い，有意差の出たもののみを多変量回帰モデルに入れる。

② 統計ソフトを用いてステップワイズ法などの自動選択法を使い，説明変数として有意差の出たものだけを多変量回帰モデルに入れる。

③ 単変量解析で有意差の出たもののみをステップワイズ法に入れ，最終的に有意差の出たもののみを説明変数として多変量回帰モデルに入れる。

　データに誘導されて回帰モデルに入れる説明変数を決めるやり方は，データを見すぎることによってそのデータでしか再現できない結果が出てしまうので，非常に問題であることが知られています。たとえば

EZRで線形回帰やロジスティック回帰を行う際に

> □ AICを用いたステップワイズ法の変数選択を行う
> □ BICを用いたステップワイズ法の変数選択を行う
> □ P値を用いたステップワイズ法（減少法）の変数選択を行う

というステップワイズ法のオプションが3通りありますが，**くれぐれも使用しないように心がけてください**。ステップワイズ法は，回帰モデルにどの変数が入るかをいわば「椅子取りゲームで決めるようなもの」なのです。

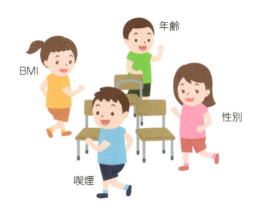

たとえば「年齢・性別・BMI・喫煙」の4つの変数を使って，コレステロール値をアウトカムとして，コレステロールに関連する変数を見つけ出すとします。ステップワイズ法を用いた線形回帰モデルにこの4つの変数を同時に投入すると，コンピュータは以下の操作を勝手にやってくれます（ここではP値を用いたフォワードステップワイズ法を説明します）。

① 年齢・性別・BMI・喫煙のそれぞれを説明変数として入れた線形回帰モデルを4つ作る。

1つ目のモデル	コレステロール	=	年齢
2つ目のモデル	コレステロール	=	性別
3つ目のモデル	コレステロール	=	BMI
4つ目のモデル	コレステロール	=	喫煙

② 上のモデルでP値の最も小さかった変数が最初の椅子を勝ち取る（モデルに入る変数として選ばれる）。ここで，P値の最も小さかった変数を年齢だったとして話を進めます。

③ 次に②で選択された変数を入れたうえで，他の3つの変数を1つずつ説明変数として投入したモデルを3つ作る

1つ目のモデル	コレステロール	=	年齢	+	性別
2つ目のモデル	コレステロール	=	年齢	+	BMI
3つ目のモデル	コレステロール	=	年齢	+	喫煙

④ ③の3つの変数（性別・BMI・喫煙）で最もP値の小さかったものが2つ目の椅子をとる

⑤ 以上をくり返して最終的に有意差が出なくなった時点で終了。

モデルに入れてもよい説明変数の数は，最終モデルに入れる説明変数の数ではない

　これらのステップワイズ法を用いると最終モデルに到達するまでに，多くのP値が計算され，データを細かく見すぎることで**再現性が大きな問題となることが知られています。**

　EZRで使われているステップワイズ法のオプションはフォワード法（増加）のほかにバックワーズ法（減少法）が使われていたり，P値のほかにAICやBICが用いられていますが，どれも原理的には同じなので，くれぐれもどの方法も使わないでください。**モデルに入れてもよ**

い説明変数の数は，最終モデルに入れる数ではなく，**最終モデルに入れる説明変数の数とそのモデルに到達するまでに計算されたＰ値の数も含みます**。ですから，数多くのＰ値（あるいはそれと同等のもの）を計算して，モデルに何を入れるか決めるデータを用いた方法は，どれも使ってはいけないことがわかります。

```
chol                              chol
ID                                ID
isop                              isop
ln_isop                           ln_isop
logrna                            logrna
race_whi                          race_whi
sex                               sex
smkgrp                            smkgrp
smocur                            smocur
whratio                           whratio
```

☐ 3レベル以上の因子についてその因子全体のP値の計算(Wald検定)
☐ モデル解析用に解析結果をアクティブモデルとして残す
☐ 基本的診断プロットを表示する
☐ AICを用いたステップワイズの変数選択を行う。
☐ BICを用いたステップワイズの変数選択を行う。
☐ P値を用いたステップワイズの変数選択(減少法)を行う。

> いかなる回帰分析でもこのオプションは使用しないように！

↓一部のサンプルだけを解析対象にする場合の条件式。例: age>50 & Sex==0 や age<50 | Sex==1

なぜデータを見てモデルに入れる説明変数を決めてはいけないのか

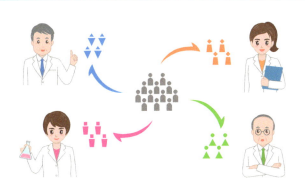

9日目 ケーススタディ：さあ，モデルを組み立ててみよう！

たとえば「新しく開発された薬剤が血圧降下に効果がある」ことを証明したい場合，本来であればこの研究結果が適応される母集団，たとえば50歳以上の高血圧の患者さんであれば，日本全国で当てはまる人々を探し出し，その全員にこの薬を投与し，薬効を評価する必要がありますが，日本全国で全員になんてことは到底できません。その代わりに研究者がそれぞれ手の届く簡易サンプル（たとえば研究者の勤務する病院に通院している患者さん）からデータを採取し，研究として使用するわけです。すると，仮に同じテーマでデータを集めているライバル研究者が何名も存在した場合，それぞれの研究者が個々の研究を行えば，同じテーマの研究でもまったく違う人々のデータが採取されることになります。それぞれのデータセットは似ているかもしれませんが，まったくの別人からのデータですから，得られたデータはかなり違っていることは間違いありませんね。すると，それぞれの研究者が自身の集めたデータによって回帰分析に入れる変数を決めてしまったら，それぞれの研究でかなり違った変数が回帰分析に入れられることになります。

　再現性のある研究とは，だれが研究を行っても再現可能なものです。そのため，それぞれの研究者が各々にモデルを決めてしまうと，研究①ではA，B，Cの変数が入っていたから薬効が出たが，研究②ではD，E，Fの変数しか入っていないので薬効が出なかった，などという結果の不一致も起きかねません。ですから，回帰モデルに入れる説明変数も，データを見て決めるのではなく，**データを見ないで研究開始前に決めるようにしてください**。それでもどうしてもデータを使ってモデルに入れる説明変数を決めようというのであれば，研究の再現性を担保する必要があります。再現性の担保（validation of reproducibility）としてよく用いられる方法は，

> ① もう1つ別の研究からデータを集めてきて，そのデータを使ってまったく同じ方法で説明変数を選択し，同じ変数が選択されることを示す（外部データ法）
> ② 1つの研究で得られたデータを2つに割って，1つ目のデータでモデルに入れる説明変数を決め，2つ目のデータを使ってまったく同じ方法で説明変数を選択し，同じ変数が選択されることを示す（データスプリット法）
> ③ コンピュータ上でよく似ているけれども別の研究のデータを仮想でいくつも作り出し，それらのデータを用いてまったく同じ方法で説明変数を選択し，同じ変数が選択されることを示す（ブートストラップ法）

となります。これらの方法は再現されないことも多いですし，ましてやまた別のデータをとることは大変な苦労を伴いますので，できれば避けたいところです。筆者がヴァンダービルト大学に勤務していたころは，「ステップワイズ法を用いたら，即クビだ！」と上司に言われていたんですよ。

モデルに入れる説明変数をデータを見ずに決める

データに戻って，モデルに入れる説明変数を決めていきましょう。

おさらいですが，線形回帰モデルに投入可能な説明変数の数は「症例数 ÷ 15」，この場合は8個です。しかしモデルに投入したい変数は2個オーバーの10個です。

> モデルに投入したい変数（データセット：lsop_HIV100）
> age：年齢
> sex：性別（0＝男性，1＝女性）
> race_whi：1＝白人，0＝それ以外
> antiox：抗酸化剤使用の有無（1＝あり，0＝使用なし）
> smkgrp：1＝喫煙なし，2＝中程度の喫煙，3＝ヘビースモーカー
> whratio：ウエストと腹囲の比率
> bmi：BMI
> cd4：CD4T細胞数
> logrna：HIV-1ウィルス数
> chol：コレステロール

　ほとんどの研究で，年齢と性別は優先して回帰モデルに入れるよう推奨されています。HIVの重篤度を示すものとしてはウィルス数（logrna）かCD4T細胞数（cd4）が使えます。この2つはそれほど相関が強くないので両方入れてもOKかもしれませんが，それは後ほどVIF（Variance Inflation Factor）という指標を用いて共線性を調べます。BMI，腹囲，コレステロール値については，相関が強いと考えられるのでこの中でも今回は肥満に最も関連するものがほしいということからBMIを選択しました。

　これで選択肢は次ページにリストした7個になりました。（　）の中には計算するパラメータの数を記載しています。連続変数はとりあえず線形でそのままモデルに入れるとします。smkgrpの変数は3値のカテゴリー変数のため計算するパラメータは2つです。計算するパラメータの数の合計は8個です。それでは先に進みましょう。

- （1）age：年齢
- （1）sex：性別（0=男性，1=女性）
- （1）antiox：抗酸化剤使用の有無（1=あり，0=使用なし）
- （2）smkgrp：1=喫煙なし，2=中程度の喫煙，3=ヘビースモーカー
- （1）bmi：BMI
- （1）cd4：CD4T細胞数
- （1）logrna：HIV-1ウィルス数

共線性をVIFで調べる

それではCD4T細胞を入れてもよいかどうか，VIFを調べて決めることにしましょう。VIFとはVariance Inflation Factorの略で，大きいほど共線性があることを示します。VIFの計算はEZRで線形回帰モデルの中に自動的に行ってくれるオプションがあります。

EZRを用いてアウトカムを酸化を表すマーカーであるF2-Isoprostane（変数名：isop）として，それに関連する変数を見つけていきましょう。通常生物マーカーは正規分布に従わず歪んでいることが多く，F2-Isoprostaneもその1つです。対数変換の仕方はp.85に説明していますが，ここではすでに対数変換した変数があるので（ln_isop）を使います。対数変換をするときは，変換前の変数がゼロを含まないことをくれぐれも確認しておいてください。ゼロは対数変換したら欠損値になってしまいます。通常，マーカー値などの場合はゼロと検出限界値の中間の値でゼロを置き換えることが多いです。

次に変数の一覧をチェックしてsmkgrpが因子（カテゴリー変数）

としてEZRに認識されているかどうか確認します。

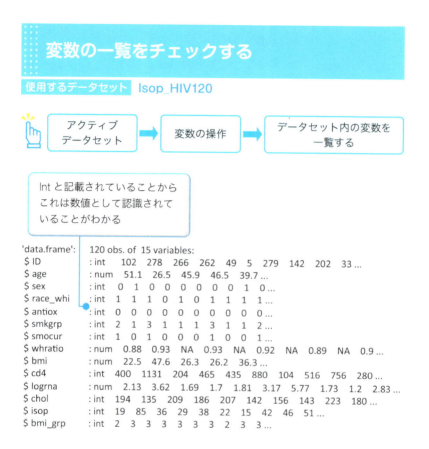

smkgrpは連続変数として認識されているので，このまま回帰モデルに投入すると線形の関係を想定してしまいます。たとえば喫煙なしと中程度の喫煙群のアウトカムの平均の差をΔとすると，中程度の喫煙群とヘビースモーカーの喫煙群のアウトカムの平均の差も同じΔだけあると決めてかかるのが「線形の関係」という意味です。このような線形の関係を決めてかかりたくない場合は，smkgrpはカテゴリー変数（因子）としてEZRに認識させなければなりません。

連続変数をカテゴリー変数（因子）に変換する

使用するデータセット Isop_HIV120

  アクティブデータセット → 変数の操作 → 連続変数を因子に変換

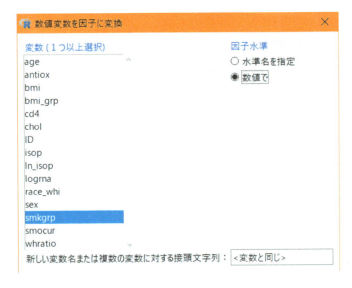

これで準備は完了です。それでは線形回帰モデルによる解析を行いましょう。

線形回帰モデルを用いた解析を行う

使用するデータセット Isop_HIV120

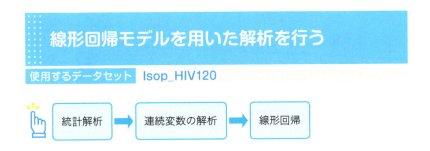

```
> vif(RegModel.2)
             GVIF  Df  GVIF^(1/(2*Df))
age       1.091088  1      1.044551
antiox    1.083738  1      1.041027
bmi       1.194091  1      1.092744
cd4       1.172003  1      1.082591
logrna    1.125451  1      1.060873
sex       1.111286  1      1.054175
smkgrp    1.195446  2      1.045641
```

GVIF^(1/(2*DF)) が2以上であれば共線性を疑います。

解析結果の中に VIF が計算されています。GVIF は generalized VIF（一般化された VIF）といい，その右の GVIF^(1/(2*DF)) を 2 乗したものが通常の VIF と同じになるので，GVIF^(1/(2*DF)) が 2 以上であれば共線性ありとみなせます。

この場合は cd4 と logrna の両方をモデルに入れても共線性は問題ないことがわかります。

よって，最終的にモデルに入れる変数はこの 7 個で OK です。

線形回帰モデルの残差の正規性の確認

次に残差の正規性の解析結果を以下に示します。ほとんどのデータ値が 45 度ライン上に乗っているので，残差の正規性は問題ないようです。

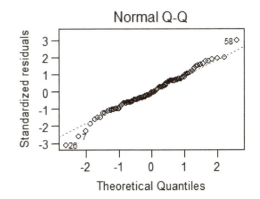

	回帰係数推定値	95%信頼区間下限	95%信頼区間上限	標準誤差	t統計量	P値
(Intercept)	3.804	3.137	4.472	0.336	11.31	1.8e-19
age	-0.0035	-0.013	0.0064	0.005	-0.701	4.9e-01
antiox	-0.400	-0.811	0.011	0.207	-1.93	5.6e-02
bmi	0.00224	-0.011	0.0157	0.0068	0.332	7.5e-01
cd4	-0.00019	-0.0005	0.00013	0.00016	-1.16	2.5e-01
logrna	-0.0266	-0.103	0.0495	0.038	-0.69	4.9e-01
sex	0.223	0.015	0.4303	0.105	2.13	3.6e-02
smkgrp[T.2]	-0.084	-0.327	0.158	0.122	-0.69	4.9e-01
smkgrp[T.3]	0.224	0.029	0.419	0.098	2.28	2.5e-02

結果のプレゼンテーションと信頼区間の計算法

解析の結果，統計的有意差が出た変数は，性別（sex）とヘビースモーカー（smkgrp[T.3]）と非喫煙者の比較でした。アウトカムの対数を用いているので，**結果を説明するときには回帰係数推定値を指数変換して対数を外す必要があります。**

男性は女性に比べて $e^{0.223} = 1.246$ 倍酸化マーカーの平均値が高く，ヘビースモーカーは非喫煙者に比べて $e^{0.224} = 1.25$ 倍酸化マーカーの平均値が統計的に有意に高いことがわかりました。

男性と女性を比べた $e^{0.223} = 1.246$ 倍に対する95%の信頼区間は

$$(e^{0.015}, e^{0.430}) = (1.015, 1.537)$$

となります。ヘビースモーカーと非喫煙者を比べた $e^{0.224} = 1.25$ に対する信頼区間は

$$(e^{0.029}, e^{0.419}) = (1.029, 1.520)$$

となりました。

欠損データによるデータの損失

　回帰モデルによる解析は，モデルに入れた変数が1つでも欠損している（データがない）場合，その人のすべてのデータが解析から削除されてしまいます。解析に使われた120人のうち，13人がモデルに入れられた変数の少なくとも1つが欠損していたせいで，解析で削除されたことを意味しています。つまり，最終的に解析に用いられた症例数は107人です。ということは，107を15で割ると7.13ですから，モデルに入れた説明変数は少し多すぎることになってしまいました。

```
Call:
lm(formula = ln_isop ~ age + antiox + bmi + cd4 + logrna + sex +
    smkgrp, data = Dataset)

Residuals:
    Min      1Q   Median      3Q     Max
-1.25416 -0.25552 -0.02428  0.26480 1.23723

Coefficients:
              Estimate Std.   Error   t value   Pr(>|t|)
(Intercept)     3.804       0.336    11.31    <2e-16 ***
age            -0.0035      0.005    -0.70     0.49
antiox         -0.400       0.207    -1.93     0.06
bmi             0.002       0.007     0.33     0.74
cd4            -0.0002      0.0002   -1.16     0.25
logrna         -0.027       0.038    -0.69     0.49
sex             0.223       0.105     2.13     0.04*
smkgrp[T.2]    -0.084       0.122    -0.69     0.49
smkgrp[T.3]     0.224       0.098     2.28     0.03*
---
Signif. codes:  0 '***' 0.001 '**' 0.01 '*' 0.05 '.' 0.1 ' ' 1

Residual standard error: 0.4343 on 98 degrees of freedom
  (13 observations deleted due to missingness)
Multiple R-squared: 0.1851,  Adjusted R-squared: 0.1185
F-statistic: 2.782 on 8 and 98 DF,  p-value: 0.008131
```

> 13人のデータが欠損値によって削除されたことが記載されている。

このようなケースワイドの削除法はほとんどすべての統計ソフトが採用している方法ですので，EZR で解析を行っていない人も注意が必要です。欠損値対処法としては欠損が多く含まれている変数はモデルに入れないなどがあげられますが，最近では統計手法を用いて欠損値を推計し，1人のデータも失わず解析する，**欠損値補完**という手法が開発され，多くのジャーナルでその使用を推奨しています。なぜなら，ケースワイドの削除法により欠損のないデータだけを用いて解析すると，医療データではとくに状態の良い人ほど検査も行わなかったり，重篤な人は検査に耐えられる体力がなかったなど，偏ったデータで解析することになりかねず，偏ったデータからは偏った結果しか得られないからです。最近では結果の偏りが問題視され，多くのジャーナルで欠損の補完を推奨しているのです。

　補完を行わずケースワイドの削除法によって欠損値のない患者さんのデータのみを使用する場合は，データの欠損が患者の状態にまったく無関係（欠損がランダム）であることを示さなければなりません。現在最もよく用いられる補完法は**多重補完**（multiple imputation）とよばれる方法です。EZR では扱っていませんが，R 本体では専用のパッケージを読み込みコマンドを走らせると実行可能です（p.257 にプログラムを載せています）。

10日目

傾向スコアの意味と使い方

本章のキーワード

- 傾向スコア
- マッチング
- 背景表の自動作成
- カプランマイヤー図
- コックスの比例ハザード回帰
- 欠損値の補完

多変量回帰モデルで比べたい群の背景の違いなどがうまく調整できることがわかりました。多変量回帰モデルを用いなくても背景のずれを調整する方法はないですか？

最近流行の傾向スコアによるマッチングという方法があります。今日は，傾向スコアについて学んでいきましょう。

　ここまでの章で，ランダム化のされていない研究で治療効果を調べるとき，治療された患者さんが治療されていない患者さんよりも病気が重いなどの背景のずれがある場合，そのずれ（交絡）の調整として多変量回帰モデルによる解析が有効だというお話をしました。

　多変量回帰分析による交絡の調整のほかに，最近非常によく使われるようになった解析手法があります。それが「傾向スコアによるマッチング」という方法です。本日は，この方法がJAMAという著名な医学ジャーナルで初めて紹介された「集中治療の初期治療としての右心カテーテル検査の有用性」を調べた研究で用いられたデータセットを

使って，解析の仕方について学んでいきましょう．この研究に参加した合計 5735 人のデータから 651 人のデータを抜粋して解析に用います（抜粋前のデータセットは次のサイトから入手できます． http://biostat.mc.vanderbilt.edu/wiki/Main/Datasets）．

集中治療を受けた 651 人の患者さんの治療開始後 30 日以内の生存率を，右心カテーテル検査あり群となし群で比較してみましょう．以下が今回の解析に用いるデータセットです．

データセット：rhc651

swang1：1＝右心カテーテルあり，0 ＝なし

dth30.num：1 ＝ ICU 入室後 30 日以内の死亡，0 ＝生存

t3d30：30 日以内に死亡した患者は死亡までの日数，生存患者は 30 日以内で最終的に生存が確認された日数

　（例）ICU 入室後 5 日目に亡くなった場合は dth30.num=1, t3d30=5，となり 9 日目に退院しその後の生死がわからない患者の場合は，dth30.num=0, t3d30=9 となる．

age：患者の年齢

aps1：集中治療開始時の重篤度スコア

alb1：集中治療開始時のアルブミン値

resp1：集中治療開始時の呼吸数

hrt1：集中治療開始時の心拍数

調整前のカプランマイヤー図による生存率解析

それでは，まず右心カテーテルによる検査を受けた患者さんと受けなかった患者さんで集中治療開始後 1 ヶ月以内の生存率をカプランマ

イヤー図で比べてみましょう。

カプランマイヤー図で生存率を比べる

使用するデータセット rhc651

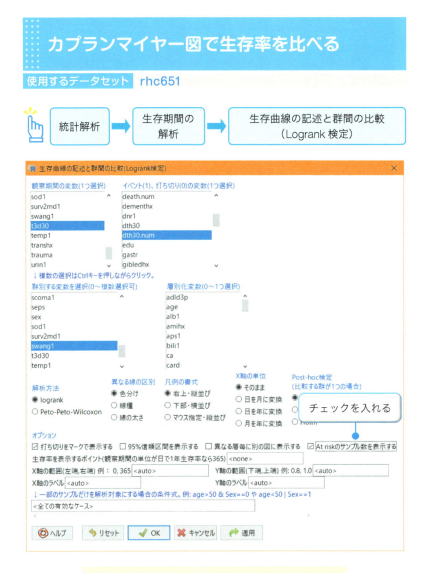

Chisq= 8.4 on 1 degrees of freedom, p= 0.0037

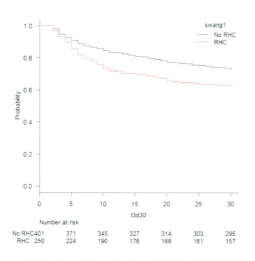

	サンプル数	生存期間中央値	95%信頼区間	P値
swang1=No RHC	401	NA	NA-NA	0.0037
swang1=RHC	250	NA	NA-NA	

　上のグラフでは右心カテーテル検査が行われた患者さんの生存率を赤，受けていない患者さんの生存率を黒の実線で表しています．検査を受けた群の生存率が有意差をもって悪いと出ていますね．

　カプランマイヤー図の解析では生存率の違いを数値化するハザード比が得られないので，次はハザード比をコックスの比例ハザード回帰を用いて計算してみましょう．

コックスの比例ハザード回帰を用いて交絡の調整なしで生存率を比べる

使用するデータセット rhc651

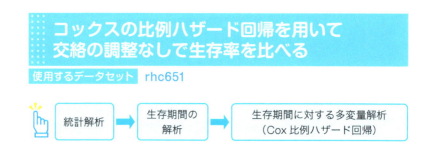

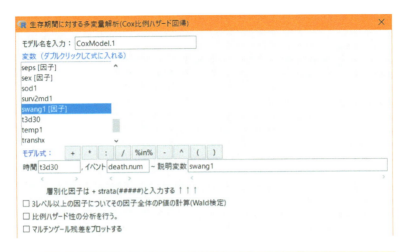

	ハザード比	95%信頼区間下限	95%信頼区間上限	P値
swang1[T.RHC]	1.25	1.03	1.52	0.026

　ハザード比は 1.25 です。右心カテーテル検査を受けなかった患者さんのハザード（追跡期間中の平均的死亡リスク）を 1 とすると，カテーテル検査を受けた患者さんのリスクが 1.25 になる，つまり死亡リスクが 1.25 倍に上がることが示唆されました。

　しかし，これまでの章を読み進んでこられた読者の皆さんは，**右心カテーテル検査は有効でないと判断するのはまだ早い**とおわかりですよね。

　そうなんです。**治療（この場合は検査）を受けた人は通常受けない人に比べて病気が重い場合が多く，その差を無視して生存率を比較すると，治療群に不利な結果になることが多いと考えられます。**それでは，どんな患者さんが右心カテーテル検査を受けてどんな患者さんが受けなかったのか，右心カテーテル検査あり・なしで患者背景を見てみましょう。EZR のサマリー表の機能を用いて比較群の背景を調べると以下のようになりました。

背景表を自動で作成する

使用するデータセット **rhc651**

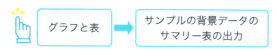

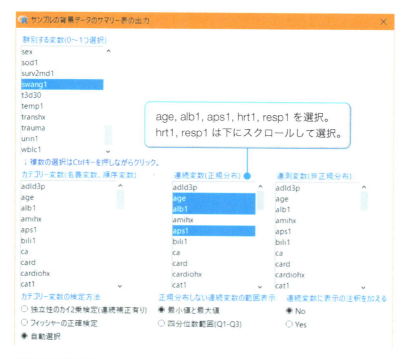

```
---------------------------------------------------------------
                |     swang1                        |
    Factor      |    No RHC    |      RHC           |  p.value
----------------+--------------+--------------------+-----------
              n |     401      |      250           |
----------------+--------------+--------------------+-----------
            age |  62.13 (17.92) |   60.91 (14.98) |     0.368
           alb1 |   3.12  (0.65) |    2.98  (0.73) |     0.010
           aps1 |  50.74 (19.20) |   61.41 (20.64) |    <0.001
           hrt1 | 112.98 (40.73) |  120.55 (40.17) |     0.021
          resp1 |  28.91 (14.44) |   27.00 (14.85) |     0.106
---------------------------------------------------------------
```

計算結果を日本語に直すと次のようになります。

	右心カテーテル検査なし	右心カテーテル検査あり	P値
年齢（平均）	62.13	60.91	0.368
アルビミン値	3.12	2.98	0.01
重篤度スコア（APS）	50.74	61.41	< 0.001
心拍数	112.98	120.55	0.021
呼吸数	28.91	27.00	0.106

思った通りですね。重篤度スコアの平均値は右心カテーテル検査なし群が50.74，検査あり群が61.41，心拍数はそれぞれ112.98と120.55で，より重篤な患者さんが多く入っていたようです。これでは**右心カテーテル検査が原因で30日後の生存率が悪くなったのか，もともと重篤な患者さんが多く入っていたことでカテーテル法の効果が間違って出てしまったのかがよくわかりません**。そこで多変量回帰モデルでこれらの交絡因子を調整してみました。

コックスの比例ハザード回帰を用いて交絡の調整をしながら生存率を比べる

使用するデータセット rhc651

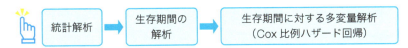

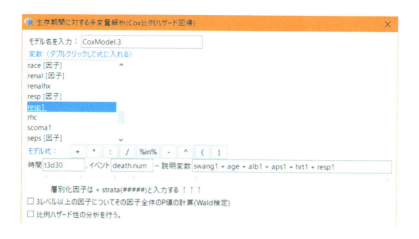

```
> cox.table
```

	ハザード比	95%信頼区間下限	95%信頼区間上限	P値
swang1[T.RHC]	1.13	0.91	1.38	0.27
age	1.01	1.01	1.02	2.8e-04
alb1	1.06	0.91	1.22	0.48
aps1	1.01	1.01	1.02	2.1e-05
hrt1	1.00	1.00	1.00	0.62
resp1	1.00	0.99	1.01	0.65

　多変量回帰モデルを用いて背景因子のずれ（交絡）の調整を行った結果，右心カテーテル検査の効果を表すハザード比は1.1（P値＝0.27）となりました。これにより，右心カテーテル検査を受けた患者さんの方が受けていない患者さんより死亡率が10％高くなるという結果が出ました。しかしP値がかなり大きかったので，生存率に（統計的な）違いは確認されませんでした。

　このように，多変量解析は交絡の調整に対してとても有用ですが，9日目で紹介したように，**どの変数をモデルに投入するかを，ルールに従わず，たとえば有意差の出やすいもののみをモデルに入れるなど，間違った解析を用いると信ぴょう性のない解析になってしまいます**。多

くの研究者が有意差の出やすい方向に変数をモデルに入れたり出したりして作為的な解析を行っていることが近年大きな問題になり，多変量解析の結果について疑問がもたれるようになってしまいました。それを受けて，多変量回帰モデルを用いなくても背景のずれを取り去る方法はないか，もっと簡便な方法で治療効果を検証することはできないか，新しい方法が模索されはじめたのです。

傾向スコアマッチングによる背景の調整

その方法の1つとして，たとえば651人全員のデータを使用するのではなく，**ちょうど背景のそろうような人のみを解析に入れる**とどうなるでしょうか。**まるでランダム化を行ったかのように**，ランダム化の行われていない研究でも，背景のそろう人だけを解析に入れ，治療のあり・なしでアウトカムを比較することができないものでしょうか。

そうそう。それが**傾向スコアによるマッチング**です。

傾向スコアとは

p.237の表をもう一度見てみると，検査あり群は重篤度を表すAPSスコアが高く，同時にアルブミン値が低く，心拍数が高いという結果でした。やはり，より重篤な人が検査を受ける傾向にあるといえます。

傾向スコアとは，**研究対象因子に暴露する確率**，つまり，この場合は**各患者さんの背景因子をもとに右心カテーテル検査を受ける傾向（確率）を数量化**したものになります。

QUESTION

Q1 66歳で集中治療開始時のアルブミン値が2，心拍数が164，呼吸数が28，重篤度スコアAPSが84の人が右心カテーテル検査を受ける確率はどれくらいになると思いますか？

Q2 上記は，77歳で集中治療開始時のアルブミン値が3，心拍数が60，呼吸数が40，重篤度スコアAPSが50の人が右心カテーテル検査を受ける確率よりも大きいでしょうか，小さいでしょうか？

さあ，計算してみましょう。傾向スコアはロジスティック回帰モデルを用いて簡単に計算できます。

ロジスティック回帰モデルを用いて傾向スコアを作成する

使用するデータセット rhc651

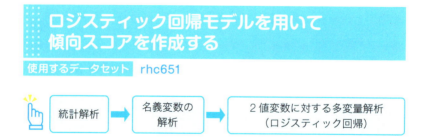

統計解析 → 名義変数の解析 → 2値変数に対する多変量解析（ロジスティック回帰）

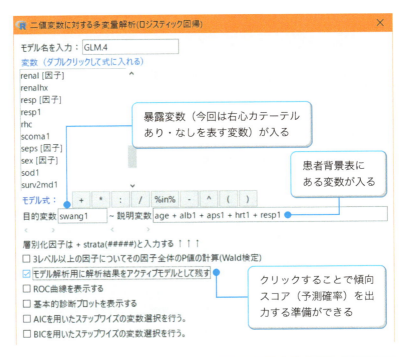

	オッズ比	95%信頼区間下限	95%信頼区間上限	P値
(Intercept)	0.20	0.057	0.73	1.4e-02
age	1.00	0.985	1.01	3.8e-01
alb1	1.00	0.779	1.30	9.7e-01
aps1	1.03	1.020	1.04	1.2e-10
hrt1	1.00	0.999	1.01	1.9e-01
resp1	0.97	0.961	0.99	3.4e-05

　ロジスティック回帰モデルの結果を見ると，重篤度スコアである APS（重篤であるほど右心カテーテル検査を受ける〈暴露を受ける〉傾向が強い）と呼吸数（低いほど右心カテーテル検査を受ける〈暴露を受ける〉傾向が強い）が，統計的有意差をもって右心カテーテルによる検査を受けるか受けないかに関連しているようです。

　上の 5 つの背景因子（age 〜 resp1）をロジスティック回帰モデル

に入れて計算した右心カテーテルによる検査を行う予測確率（予測値）が「5つの背景因子をもとに計算された右心カテーテルによる検査を受ける確率」となり，これが傾向スコアになります。

　それでは，「右心カテーテル検査を受ける確率」をこのモデルの結果から計算してみましょう。この計算は EZR の標準メニューを用います。EZR では 1 つ前に行った回帰分析の結果をデータセットに保存して，その結果を用いて新たな計算を行っていくことが可能です。

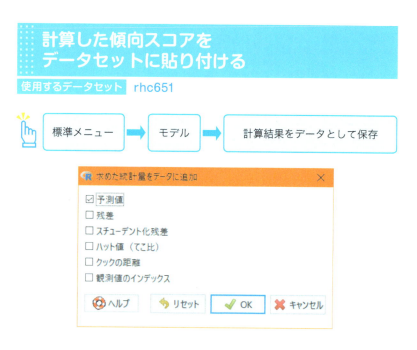

　上で「予測値」を選択し，「計算結果をデータとして保存（求めた統計量をデータに追加）」を実行した後にデータセットを表示させると，データセットの一番右端に「fitted.GLM」という変数が出てきます。これが「右心カテーテルによる検査を受ける確率」であり，傾向スコアです。

これが傾向スコア →

ptid	age	alb1	aps1	hrtl	resp1	fitted.GLM.
1	60.33099	2	56	124	28	0.390548
2	66.146	2	84	164	28	0.631798
3	72.68195	2.399902	41	135	15	0.35538
4	84.42395	3.5	43	62	10	0.339436
5	72.28699	2	61	144	47	0.312815
6	65.06195	3.5	43	66	24	0.280773
7	77.06	3.099609	50	60	40	0.228075
8	36.67398	3.5	74	145	14	0.663313
9	73.00195	3.5	57	138	30	0.38356
10	41.26498	3.199707	79	120	36	0.537976
11	60.56897	3.5	53	124	28	0.369462
12	61.40198	3.5	57	136	60	0.226249

ANSWER

p.240の質問の答えです。

Q1 66歳で集中治療開始時のアルブミン値が2で心拍数が164，呼吸数が28，重篤度スコアAPSが84の人が右心カテーテル検査を受ける確率は上のptid=2の人の傾向スコアとなり，63.2％です。

Q2 77歳で集中治療開始時のアルブミン値が3で心拍数が60，呼吸数が40，ASPが50の人が右心カテーテル検査を受ける確率はptid=7の人の傾向スコアとなり，22.8％です。

POINT 傾向スコア＝研究対象である暴露（右心カテーテル検査）を受ける確率

　どういう人が右心カテーテル検査を受ける確率が高いのでしょうか。心不全などが疑われる人ですね。傾向スコアによる解析は一般的に治療の効果を調べる研究でよく使われます。治療を受ける確率が高い人

とは，その治療を受ける必要のある人ですね。一概にすべての傾向スコアがそうとはいえませんが，「病気の状態が悪い人ほど治療が必要である」というような場合は，傾向スコアは病気の重篤度を表していると考えられるのかもしれません。

次ページの図は，カテーテル検査を受けた患者さんと受けなかった患者さんを，傾向スコアの低い人から高い人に並べた図です。検査の必要のある人とは，心不全になっている確率が高そうだと判断された人なので，傾向スコアの低い人ほど状態が良く，スコアが高くなるほど状態が悪いと考えられます。

傾向スコアを計算するための説明変数の選び方

どの因子を傾向スコアの計算に用いる回帰モデルに入れるかは，データを見る前の解析計画を立てる段階で決めておく必要があります。**アウトカムに対して因果関係をもっていると考えられる変数**をできるだけ多く入れてください。どの変数がアウトカムに因果関係をもつかはデータを見て決めてはいけません。臨床・生物学的見地からくれぐれも決めてください。

この時によく聞かれるのが「暴露に対して関連をもっていると思われるけれども，アウトカムに関連がないと思われているものはどうですか？」という質問です。そちらも入れられるようであれば入れてもよいですが，あくまでもアウトカムに対して因果関係をもつものを優先して入れられるだけ入れてください。

傾向スコアの計算に加える説明変数は，p.208で説明したルールよりも多く入れることができます。例えばロジスティック回帰モデルではアウトカムあり・なしのカテゴリーの小さい方の数を10で割った数まで入れてもよいといわれていますが，傾向スコアを計算するときに用いるロジスティック回帰ではその倍くらいはOKだとされています（つまり暴露あり・なしのカテゴリーの小さい方の数を5か4で割っ

た数まで入れても OK です)。

マッチングのコンセプト

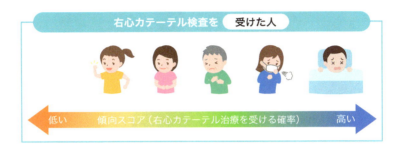

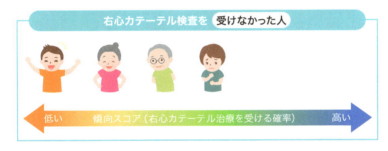

　明らかに，右心カテーテル検査を受けた人の方が相対的に具合の悪そうな人が多いようですね。右心カテーテル検査を受けた群とそうでない群の患者さんの背景のずれを無視して，研究のアウトカムである生存率をグループ間で比較するとどうなるでしょうか。もちろん，検査を受けた群の方が生存率は悪くなるはずですね。そしてそれは**カテーテル検査のせいではなくて，もともと検査群には具合の悪い人が多く入っていたからという理由にほかなりません**。この背景のずれを無視して解析すると，かの有名な**交絡**を引き起こし，カテーテル検査の効果を間違って出してしまいます。このような間違いを防ぐために，傾

向スコアで同じような人をマッチングし，マッチ相手のいる人のみのデータに限定して解析を行います．そうしてカテーテル治療の効果を調べるとどうなるでしょうか．

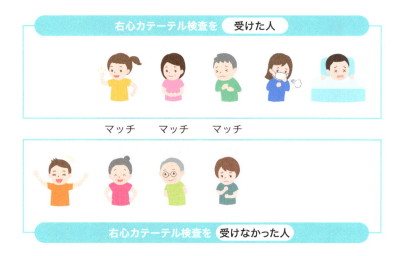

最終的に解析に用いるのは，マッチ相手の見つかった人だけ．すると，**状態の似た人だけが解析に用いられる**ので，交絡は防げることになります．

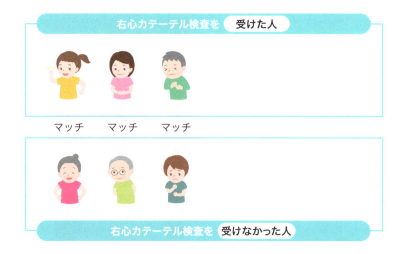

傾向スコアで右心カテーテル検査あり群となし群をマッチングする

使用するデータセット　rhc651

それでは EZR を使って傾向スコアによるマッチングを行ってみましょう。

統計解析 → マッチペア解析 → マッチさせたコントロールの抽出

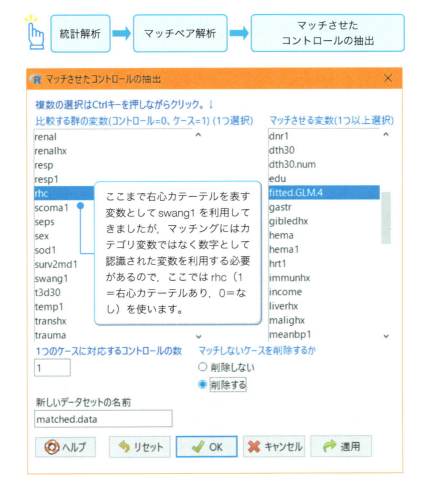

ここまで右心カテーテルを表す変数として swang1 を利用してきましたが，マッチングにはカテゴリ変数ではなく数字として認識された変数を利用する必要があるので，ここでは rhc（1＝右心カテーテルあり，0＝なし）を使います。

上の「マッチしないケースを削除するか」のオプションは「削除す

る」の方をチェックします。すると，マッチ相手の見つかった人だけが最終解析に使用するデータセットに含まれることになります。マッチ相手の見つかった患者さんのデータで，患者背景を右心カテーテルによる検査を受けた群と受けなかった群で見てみましょう。

マッチされたデータを用いて背景を比較する

使用するデータセット rhc651

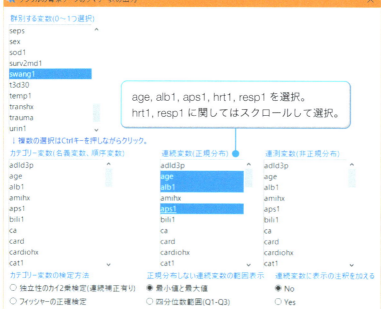

マッチ相手のみつかった人は各群 250 人。右心カテーテル検査を受けた人は全員解析に入れられますが，元々いた 401 人のカテーテ

ル検査を受けなかった患者さんのうち 151 名が最終解析から削除されました。その結果，背景のずれを表す P 値はすべて 0.05 以上となり，p.236 で確認された有意差はなくなりました。

```
-------------------------------------------------------------
                |     swang1                     |
    Factor      |    No RHC     |     RHC       |  p.value
----------------+---------------+---------------+------------
             n  |     250       |     250       |
----------------+---------------+---------------+------------
           age  |  61.71 (18.66)|  60.91 (14.98)|      0.597
          alb1  |   3.01 (0.68) |   2.98 (0.73) |      0.643
          aps1  |  58.08 (18.37)|  61.41 (20.64)|      0.057
          hrt1  | 120.43 (41.97)| 120.55 (40.17)|      0.975
         resp1  |  28.59 (14.90)|  27.00 (14.85)|      0.234
-------------------------------------------------------------
```

	マッチなし			マッチあり		
	右心カテーテル		P 値	右心カテーテル		P 値
	なし (N=401)	あり (N=250)		なし (N=250)	あり (N=250)	
年齢（平均）	62.13	60.91	0.368	61.71	60.91	0.597
重篤度 APS スコア(平均)	50.74	61.41	<0.001	58.08	61.41	0.643
アルブミン値（平均）	3.12	2.98	0.01	3.01	2.98	0.057
心拍数（平均）	112.98	120.55	0.021	120.43	120.55	0.975
呼吸数（平均）	28.91	27.00	0.106	28.59	27.00	0.234

ここで注意が必要です。**統計的有意差は症例数の大きさに依存する**ので，実際に背景がそろったかどうかは P 値だけではなく，群間差をきちんと確かめるようにしてください。たとえば，マッチなしのデータでは平均年齢は 62.13 歳と 60.91 歳，これがマッチした人だけを解析に使うマッチありのデータでは 61.71 歳と 60.91 歳になりました。APS スコアはマッチ前が 50.74 と 61.41，マッチ後は 58.08 と 61.41 になりました。アルブミン値はマッチ前が 112.98 と 120.55，マッチ後は 120.43 と 120.55 になりました。呼吸数も 28.91 と 27.0 が，28.59 と 27.0 になり，全体的に背景のずれが小さくなったといえます。

マッチ後の最終解析

　背景がそろったところで，実際に見たかった右心カテーテル検査あり・なし群で集中治療開始後 30 日の生存率を比べてみましょう。

　傾向スコアによるマッチングが行われた場合は，解析は通常のマッチが行われていないデータを解析する時と同じで OK です。まずはカプランマイヤー図を用いて解析します。マッチさせたデータを用いた解析は，「マッチド（Matched）解析」という，たとえば対応のある t 検定やマクネマー検定のようなデータの対応を考慮に入れた解析を用いなければならないといった意見がありますが，**傾向スコアによるマッチングが行われた場合はそうではありません**。ケースコントロール研究のように研究のアウトカムがあるかないかで分けられたグループ間の比較にマッチングが行われている場合（ケースに対してコントロールがマッチされている場合）はマッチド解析を用いますが，傾向スコアによる解析はアウトカムの起こった人を起こらなかった人とマッチングさせるというケースコントロール研究ではありません。傾向スコアマッチングは，通常コホート研究に用いられ，今回の右心カテーテル検査あり群がなし群とマッチングされたように「暴露あり群が暴露なし群」とマッチングされます。暴露のあり・なしでマッチが行われる場合は，マッチ後の解析はマッチド解析という特別な方法を用いず，通常の解析で OK です。通常の解析とは，今回の右心カテーテルあり群となし群で生存率を調べる場合は通常の Cox 比例ハザード回帰を行います。EZR のマッチドペア解析のオプションにあるような以下の解析を行う必要はありません（参考文献：Elizabeth A. Stuart, Matching methods for causal inference: A review and a look forward, *Statistical Science*, 2010, 25(1), 1-21）。

> マッチさせたサンプルの比率の比較（Mantel-Haenzel 検定）
> マッチさせたサンプルの比率の多変量（条件付きロジスティック回帰）
> マッチさせたサンプルの生存率の多変（層別化比例ハザード回帰）

　マッチさせたサンプルの比率の比較には通常のカイ2乗検定を，マッチさせたサンプルの比率の多変量解析はロジスティック回帰を，マッチさせたサンプルの生存率の多変量解析はCox比例ハザード回帰を用います．それでは，マッチ相手の見つかった250ペア（250人のRHCと250人のNo RHC群）のみのデータを用いて，カプランマイヤー図によって右心カテーテル検査ありとなし群で生存率を比べましょう．

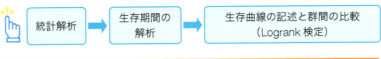

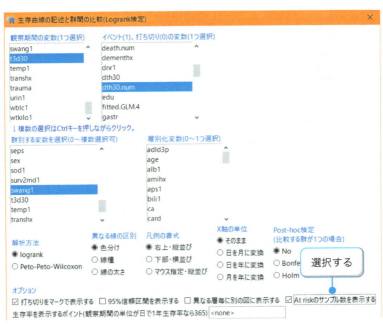

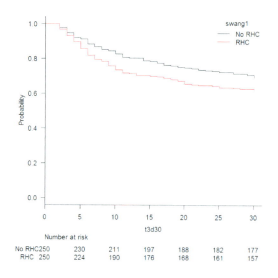

マッチさせたデータを用いて右心カテーテル検査の効果を調べる

使用するデータセット **rhc651**

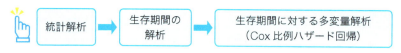

統計解析 → 生存期間の解析 → 生存期間に対する多変量解析（Cox比例ハザード回帰）

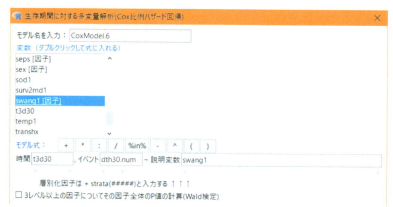

	ハザード比	95%信頼区間下限	95%信頼区間上限	P値
swang1[T.RHC]	1.31	0.97	1.77	0.078

なお，カプランマイヤーのログランク検定でも同様な結果になるはずなので，そちらを使ってもOKです。

傾向スコアマッチングの欠点

マッチ相手の見つからなかった人は解析から外されるので，症例数が少なくなるという意味では統計的有意差は逆に出にくくなるのが欠点です。通常，マッチングは暴露あり群の傾向スコアを大きい方から（または小さい方から）順番に並べ，暴露あり群の一人ひとりに対して，一番近い傾向スコアの値をもっている暴露なしの人を順にマッチさせます。

次の10人の患者さんのデータを用いてマッチングを行う場合，どのようにマッチングが行われるか見てみましょう。マッチング法にはいろいろな種類がありますが，今回はよく使われるNearest Neighbor Matching（最近傍マッチング法）を例に説明します。

ID	swang1	Propensity
1	1	0.75
2	1	0.74
3	1	0.73
4	1	0.32
5	1	0.1
6	0	0.73
7	0	0.7
8	0	0.32
9	0	0.28
10	0	0.18

10人の患者さんのうち，上半分5人は右心カテーテル検査あり，下半分は右心カテーテル検査なしです。ID1番の傾向スコア（Propensity）は0.75で，これに最も近い傾向スコアをもっているカテーテル検査なしの人は，傾向スコアが0.73のID6番の人なので，ID1番は6番とマッチされます。次にカテーテル検査ありのID2番の人の傾向スコア（Propensity）は0.74，これに最も近い傾向スコアをもっているカテーテル検査なしの人はID6番の人なのですが，ID6番はすでにID1番のマッチ相手として選ばれてしまったので，ID2番のマッチ相手は傾向スコア0.70のID7番の人が選ばれます。

　このマッチングの作業をすべての暴露あり（右心カテーテル検査あり）の人に対してくり返すわけです。

最近傍マッチング

Caliper なし

ID	swang1	Propensity
1	1	0.75
2	1	0.74
3	1	0.73
4	1	0.32
5	1	0.10
6	0	0.73
7	0	0.70
8	0	0.32
9	0	0.28
10	0	0.18

Caliper あり
（Caliper = 0.25 SD）　SD=0.2

ID	swang1	Propensity
1	1	0.75
2	1	0.74
3	1	0.73
4	1	0.32
5	1	0.10
6	0	0.73
7	0	0.70
8	0	0.32
9	0	0.28
10	0	0.18

　次はID3番のマッチ相手を探します。傾向スコアが0.73なので本当であれば同じスコアをもつID6番とマッチさせたいところですが，ID6番はID1番のマッチ相手としてもう選ばれていますね。ID7番も同様です。すると残った暴露なしの人のうち，ID3番の傾向スコアと最も近い人はID8番ですね。でもなんとID8番の傾向スコアは0.32です。

いくらなんでも傾向スコア 0.7 の ID3 番と 0.32 の ID8 番をマッチさせることは好ましくないですよね。**一定以上傾向スコアの差が開いてしまった場合はマッチせずに断念するというオプションもあります。**差がそれ以上大きければマッチしないという場合に用いられる傾向スコアの差の閾値を Caliper といいます。

Caliper は通常はマッチングに使用した変数（この場合は傾向スコア）の標準偏差の 1/4 に設定されることが多いですが，もちろん自分で自由に Caliper を決めることができます。この例で傾向スコアの標準偏差（SD）が 0.2 だとします。この場合，Caliper は 1/4 × 0.2 ≒ 0.05 と設定されます。すると ID3 番の人の傾向スコアと ID8 番の人の傾向スコアの差は 0.05 以上なので，ID3 番の人はマッチ相手なしとみなされて解析から外され，次は ID4 番の人のマッチ相手を探すことになります。その結果，ID4 番は ID8 番とマッチングされ，両者の傾向スコアは 0.32 と同じなので，その差は Caliper の閾値内ですからマッチングは成立します。

Caliper を小さくすればするほど，マッチした後の暴露あり群となし群の背景の差は小さくなりますが，マッチされない人が多く出るので解析に加えることができる症例数は減っていきます。

ここで何か気づいた方はいるでしょうか？　気づいた人は相当統計力がある方ですね！　EZR のマッチング法では，暴露あり群の 250 人が全員マッチされていますね。マッチ前とマッチ後で，右心カテーテル検査なしの群は 401 人から 250 人と減っています。これはカテーテル検査なしでマッチされなかった人が解析から省かれたためです。一方，カテーテル検査ありの人はマッチ前も後も 250 人と変わっていません。つまり EZR で用いられるマッチング法は Caliper の指定ができないようです。つまり，上の例で傾向スコアが 0.73 の ID3 番が，傾向スコアが 0.32 の ID8 番とマッチされるようなことが行われているかもしれないので，マッチングを行ったからといってカテーテル検査

あり群となし群で背景がそろうとは限らないのです。ですから，**マッチした後できちんと背景を比較し，P値のみに頼るのではなく群間の差がすべての背景因子で本当になくなっているのかを確かめる必要があります。**

　最終的に研究で評価したいアウトカム（この研究の場合は生存率）を評価しさえしなければ，マッチングは何回でもやり直し可能です。傾向スコアを作り出すモデルにインターアクションの項を入れるなどして，傾向スコアのモデルの精度を良くしたのちに再度マッチングを行って，背景のずれを再確認してみましょう。どの患者さんが右心カテーテル検査を受けるのかという決定が，2変数以上からなる情報を必要とするときは，インターアクションの項を入れることで，傾向スコアの精度が上がることがよくあります。たとえば，重篤度スコアが高くても高齢の人にはあまり侵襲の高い検査はしないが，重篤で若年の人には侵襲性の高い検査をする確率が高くなるといった具合です。

傾向スコアとデータの欠損

　p.229で述べたように，ほとんどの統計ソフトでは「**モデルに入れた変数の1つでも欠損している（データがない）場合，その人のすべてのデータが解析から削除されてしまう**」という**ケースワイドの削除法**が使われています。つまり，多くの交絡因子を調整するために傾向スコアを使いますが，交絡因子を入れれば入れるほど，少なくとも1つの変数で欠損が起こる人数が増えてしまうので，解析に入れられる症例数が減ってしまいます。

　データの欠損は，患者の特性とは無関係にランダムに起こればよいのですが，たとえば重症の患者ほど検査を多くするように，欠損データのありなしは患者の特性に関わることが多いのです。欠損のないデー

タをもつ患者のみが解析に入ると，データに偏りができてしまいます。右心カテーテル検査の有用性を ICU で治療を受けるすべての患者で調べたくても，重篤な人しか解析に入らないような研究の結果は，重篤な人にしか適用できません。このように研究に誰が入るかという段階で起こるデータの偏りを選択バイアスとよんでいます。**多くの交絡因子を調整しようとして傾向スコアを多くの変数を用いて作成した結果，多くの症例が解析に使用できず選択バイアスを逆に起こしてしまった，となっては元も子もありません。**

ですから，**通常，傾向スコアを作りだす回帰分析では欠損データを補完することが推奨されます。**残念ながら EZR に欠損データの補完はオプションにないのですが，R コンソール上で他のパッケージを用いて行うことができます。プログラムを書かなければならないので少しハードルが上がりますが，興味のある方はぜひトライしてみてください。

以下のプログラムをすべてコピーして（p.10 参照），R コンソール上にペーストすれば，実行が可能です。シャープ（#）の後の書き込みはプログラム実行時に無視されます。

欠損データを多重補完しながら傾向スコアマッチングによる解析を行う（Rのプログラム）

使用するデータセット rhc651

```
################################################################
# このプログラムは R を用いて欠損値補完をしながら傾向スコアでマッチングを
# 行うプログラムです。うまく動かないときは最新の R を p.3 の要領でダウンロー
ドしてお使いください。
# このプログラムはの R Console の「>」の横に以下のプログラムを
# 張り付けること（又は直接タイプすること）で作動します（p.10 参照）。
################################################################
```

最初にp.5のやり方で以下の2つのパッケージをインストールする
##
Install.packages("rms")
Install.packages("Matching")
##
パッケージをロードする
##
library(rms)
library(Matching)
##
EZRを用いてp.8の要領でデータセットを読み込み，
デフォルトの　Dataset　という名前で保存する
EZRを用いずにRからデータを直接読み込む場合は以下のコマンドを実行する
以下のコマンドは、データセットを保存しているディレクトリに編集して使う
##
Dataset<- read.table("C:/rhc651.csv", header=TRUE, sep=",", na.strings=c("","NA"), dec=".", fill=TRUE, quote="\"", strip.white=TRUE)
##
解析結果出力のための環境設定を行う
##
dd = datadist(Dataset)
options(datadist = "dd")
##
欠損値の多重補完
##
# 乱数を発生時に再現性を確保するためシード指定 を行う
set.seed(0)
# 欠損値を補完したデータセットを作成する
areg = aregImpute(swang1 ~ age + alb1 + aps1 + hrt1 +resp1, data = Dataset, n.impute = 5, pr = F)
#########################
傾向スコアの作成

```
########################
# 欠損値を補完したデータセットを用いてロジスティック回帰モデルを行う
fmi = fit.mult.impute(swang1 ~ age +alb1 + aps1 + hrt1 + resp1, lrm, xtrans = areg, data = Dataset, pr = F)
# 上記モデル結果からロジット関数を作成，マッチングはロジット関数を使用する
Dataset$logit.treat = fmi$linear.predictors
# 傾向スコアの作成
Dataset$PropensityScore = exp(Dataset$logit.treat)/(1+exp(Dataset$logit.treat))
## マッチングデータの作成
rr1 = Match(Tr = (Dataset$swang1=="RHC"), X = Dataset$logit.treat, M = 1, caliper = 0.25, ties = F, replace = F)  # caliper 指定してマッチする
treat = Dataset[rr1$index.treated,]      # 治療群の症例
control = Dataset[rr1$index.control,]    # コントロール群の症例
treat$pair.id = rr1$index.control        # ペア相手の id
control$pair.id = rr1$index.treated      # ペア相手の id
match.data = rbind(treat, control)       # マッチングデータ完成
###############################################################
## マッチングの確認のために、マッチ前と後で背景表を作成する
## 以下の背景表は連続変数は中央値と四分位範囲で出力されるので
## p.237 の背景表と数値は一致しません
###############################################################
# マッチング前
summary(swang1 ~ age + alb1 + aps1 + hrt1 + resp1, Dataset, method="reverse",overall = F, test=T, continuous = 3)
# マッチング後
summary(swang1 ~ age + alb1 + aps1 + hrt1 + resp1, match.data, method="reverse",overall = F, test=T, continuous = 3)
```

索引

英文索引

ANOVA 34
Bonferroni 136
EZR 1
GEE 34, 46
int 57
Intercept 20
Normal Q-Q 83
Post-hoc 138
R 1
R Console 10
Residuals vs Fitted 82
VIF 222

和文索引

あ行

アウトカム 13, 47
アウトカムの変換 92
一元配置の分散分析 133
一般化推定方程式 34, 46
因子 58
インターアクション 124, 184
インターアクションの項
　................................... 126, 148
ウィルコクソンの符号付き順位和
　.. 34
オッズ比 162, 192
オッズ比の計算 165

か行

カイ2乗検定 34, 167
回帰係数推定値 22
回帰モデルの仮定 77
傾き 37
カテゴリー 58
カテゴリー変数 50, 73
カプランマイヤー図 34, 232

観察研究 110
期待値 82
偽薬 26
共線性 215
共変量 48
クラスカル・ワリス検定 34, 45
傾向スコア 239
傾向スコアマッチング 239
欠損値補完 230
欠損データ 229
研究対象因子 48
検出力 105, 209
効果の重み 21
交絡 26, 184
交絡因子 26
交絡が起こる条件 114
交絡の調整 27, 32, 108
コックスの比例ハザード回帰
　..................................... 34, 234
コホート研究 163
混合効果モデル 34, 46

さ行

最近傍マッチング法 253
再現性の担保 220
最小2乗直線 18, 61
サブグループ解析 116, 192
残差 80
残差の正規性 80, 227
散布図 60
重回帰分析 12
従属変数 47
周辺箱ひげ図 18
順位変数 50, 69
症例対照研究 163
シンプソンパラドックス 191
ステップワイズ法 216

スピアマンの相関検定 .34, 45, 106
正規分布 80
整数値 57
切片 37
説明変数 33, 47
線形回帰モデル 19, 34
線形性 66, 72
相関 181
相関図 18
相対リスク 161
層別解析 116

た行

対応のある t 検定 34
対数変換 85
多重性の補正......................136
多重補完 230, 257
縦のフォーマット 79
多変量解析 12
単変量解析 12
チェリーピック 107, 139
調整された差........................ 33
t 検定.......................... 12, 15, 34
データセットを読み込む 8
データドレッシング.................107
データの欠損.......................256
データの独立性 77
データの張り合わせ................156
等分散性 134
独立変数 47
トレンド検定........................75

な行

二元配置の分散分析.............145
2 値変数 50
ノンパラメトリック検定 45

は行

背景のずれ............................27
背景表................................ 236

暴露.. 114
暴露因子 48
発症割合 162
ハードアウトカム 212
パラメータの数 213
ピアソンの相関検定..... 34, 41, 105
ヒストグラム 83
非線形性 67
P 値 24
P 値の補正 136
P ハッキング 107, 139
フィッシャーの正確検定 34
フィッシング 107
プラセボ 26
分散分析 34, 37

ま行

マッチド解析..........................250
マン・ホイットニーの U 検定
.... 34, 45
無作為化比較試験..................26
目的変数 47

や行

有意差 24
横のフォーマット 79
予測確率 182

ら行

ランダム化...............................25
ランダム化比較試験..................26
ランダム割り付け 110
リスク比 160
連続変数 49
ログランク検定 34
ロジスティック回帰モデル
....34, 46

著者紹介

新谷 歩
2000年 米国 Yale 大学大学院医療統計学科 博士課程修了（Ph.D.）
現　在　大阪市立大学大学院医学研究科 医療統計学講座 教授

NDC490　　271p　　21cm

みんなの医療統計 多変量解析編
10日間で基礎理論とEZRを完全マスター！

2017年 5月24日　第1刷発行
2024年 8月 6日　第10刷発行

著　者　新谷 歩
発行者　森田浩章
発行所　株式会社 講談社
　　　　〒112-8001　東京都文京区音羽2-12-21
　　　　　販売　(03) 5395-4415
　　　　　業務　(03) 5395-3615

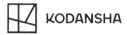

編　集　株式会社 講談社サイエンティフィク
　　　　代表　堀越俊一
　　　　〒162-0825　東京都新宿区神楽坂2-14 ノービィビル
　　　　　編集　(03) 3235-3701
本文データ制作　株式会社 エヌ・オフィス
印刷・製本　株式会社 ＫＰＳプロダクツ

落丁本・乱丁本は、購入書店名を明記のうえ、講談社業務宛にお送りください。送料小社負担にてお取替えいたします。なお、この本の内容についてのお問い合わせは、講談社サイエンティフィク宛にお願いいたします。定価はカバーに表示してあります。

© Ayumi Shintani, 2017

本書のコピー、スキャン、デジタル化等の無断複製は著作権法上での例外を除き禁じられています。本書を代行業者等の第三者に依頼してスキャンやデジタル化することはたとえ個人や家庭内の利用でも著作権法違反です。

JCOPY 〈(社)出版者著作権管理機構 委託出版物〉

複写される場合は、その都度事前に(社)出版者著作権管理機構（電話 03-5244-5088, FAX 03-5244-5089, e-mail: info@jcopy.or.jp）の許諾を得てください。

Printed in Japan

ISBN 978-4-06-156321-6